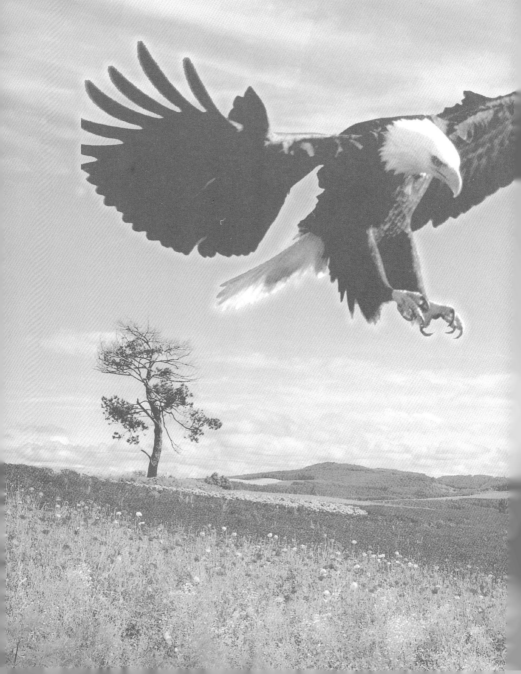

大展好書　好書大展
品嘗好書　冠群可期

大展好書　好書大展

品嘗好書・冠群可期

中醫保健站：69

《黃帝內經》和《本草綱目》的
中老年養生秘方

主編：張大寧

編委：劉紅梅　于鳳蓮　王勇強　曹烈英

于國鋒　于富榮　鹿　萌　劉子嫣

韓珊珊　南美玉　安　雷　杜敏娟

劉　蕊　張　璟　白娟娟　趙震雯

夏　凡　高麗雲　劉彥青

大展出版社有限公司

《黃帝內經》和《本草綱目》的中老年養生秘方

前　言

　　什麼叫養生？「養」指保養、調養、培養、補養、護養，「生」指生命、生存、生長。按照中醫學的觀念，養生應包括形神共養、協調陰陽、順應自然、飲食調養、謹慎起居和調節臟腑等一系列方法。但它的核心思想只有一個詞，就是「平衡」，或者說是「協調」。只要一個人的身體達到了一個平衡點，就能抵制或預防各種外邪的入侵，自然能保持健康狀態，延年益壽。

　　養生方法因人而異，對於中老年朋友來說，什麼是最適合他們的養生方法呢？千百年的養生實踐證明，一「經」一「方」即是中老年養生智慧、精華的體現。

　　一「經」，就是《黃帝內經》。《黃帝內經》被人尊為「中醫藥聖經」，是中醫藥學理論的淵源，最權威的中醫經典著作。

　　據說，2000多年前，身為「九五之尊」的軒轅黃帝，經常與岐伯、雷公等肱股大臣，坐在一起論道，探討養生問題。《黃帝內經》就是這些內容生動而詳盡的談話記錄，保留了一問一答的形式，內容涉及患病的種種起因、各類疾病的診斷和預防及治療等原理。

　　後人稱《黃帝內經》「上窮天紀，下極地理，遠取諸物，近取諸身，更相問難」。意思是說，《黃帝內經》結合天地間的種種事物，來討論有關人體生理、病理等方面的醫學問題，強調「天人合一」和「整體恆動」。這正是

《黃帝內經》與世界上其他眾多醫書的根本不同之處，也是我們中老年朋友應該崇尚的養生指導思想。

一「方」，就是《本草綱目》。李時珍的《本草綱目》集古代養生保健知識之大成，洋洋灑灑190餘萬字（精編本也有四五十萬字），書內記載藥物1892種，輯錄藥方10000多劑，還有7390餘條輕身、延年、耐老、增壽的醫論及方藥，闡發岐黃養生之精微，兼收並蓄百家長壽之奧秘，可謂延年益壽學之大典。

「藥聖」李時珍耗盡半生心血，歷時27年，三易其稿，寫成的《本草綱目》是當時世界上最為詳盡、最龐大的醫藥學巨著，被英國生物學家達爾文稱讚為「中國古代的百科全書」，如今被譯為日、法、德、俄等語言版本。

本書別出心裁，把兩部中國古代最經典的醫學養生書「合二為一」，既系統地簡述了《黃帝內經》中的養生思想精髓，又精選了《本草綱目》中的傳統養生秘方。一「經」一「方」，其實就是一知一行，一陰一陽。「經」，力求精、簡；「方」，力求理、準。願「知」「行」合一、「陰」「陽」互補，為中老年朋友的養生提供更切實可行的日常養生保健方法。

編　者

《黃帝內經》和《本草綱目》的中老年養生秘方

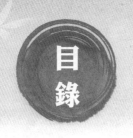

目錄

前 言 ……………………………………………………………… 3

上篇《黃帝內經》的中老年養生秘方 …………………… 11

第一章　中老年養生為什麼要讀《黃帝內經》 …………… 13

《黃帝內經》乃養生之根基 …………………………… 13

《黃帝內經》講述人為什麼會生病 ………………… 14

《黃帝內經》告訴你中老年人養生很重要 ………… 19

《黃帝內經》告訴你中醫養生的智慧 ……………… 20

第二章　《黃帝內經》中的基本養生法則 ……………… 22

五行相生相剋，自成一體 …………………………… 22

飲食有節，起居有常 ………………………………… 23

精神內守，淡定寡慾 ………………………………… 27

法於四時，治之五臟 ………………………………… 28

「女七男八」陰陽論 ………………………………… 30

第三章　《黃帝內經》中的十二時辰養生法 …………… 33

順天時以養生 ………………………………………… 33

子時：陽氣初生，一天的養生開始計時 ………… 34

丑時：養血護肝好時刻，調暢氣機很重要 ……… 35

寅時：日夜交替之時，深度睡眠讓氣血重新調配 ……… 36

卯時：太陽升起之時，天門地門一起開 ………… 37

辰時：天地陽氣最旺時，吃了早飯保胃氣 ……… 38

巳時：脾經正當值，減少思念保長壽 …………… 38

午時：短暫休息降心火，神清氣爽 ……………………… 39

未時：小腸經泌別清濁，吸收營養 ……………………… 40

申時：多做運動，保持青春好活力 ……………………… 40

酉時：飲水散步，讓腎從容地貯藏臟腑的精華 ………… 41

戌時：快樂起來，看心包經大顯神威護心強身 ………… 42

亥時：天地歸於安靜，養陰蓄陽在亥時 ………………… 42

第四章　《黃帝內經》中的四季養生 ……………… 44

四季調神大論 …………………………………………… 44

春夏養陽，秋冬養陰 …………………………………… 45

春三月之養生論 ………………………………………… 46

夏三月之養長論 ………………………………………… 47

秋三月之養收論 ………………………………………… 48

冬三月之養藏論 ………………………………………… 49

第五章　《黃帝內經》中的 24 節氣養生法 ……… 51

立春 …………………… 51　　雨水 …………………… 52

驚蟄 …………………… 53　　春分 …………………… 54

清明 …………………… 55　　穀雨 …………………… 55

立夏 …………………… 57　　小滿 …………………… 58

芒種 …………………… 59　　夏至 …………………… 60

小暑 …………………… 62　　大暑 …………………… 64

立秋 …………………… 65　　處暑 …………………… 66

白露 …………………… 67　　秋分 …………………… 68

寒露 …………………… 70　　霜降 …………………… 71

立冬 …………………… 72　　小雪 …………………… 73

大雪 …………………… 74　　冬至 …………………… 75

小寒 …………………… 76　　大寒 …………………… 78

第六章　《黃帝內經》中的飲食養生 ························· 80

　　藥補不如食補 ·· 80

　　食物都有偏性 ·· 81

　　鹹、苦、辛、酸、甘，五味要適度 ······················ 83

第七章　《黃帝內經》中的經穴養生 ························· 85

　　如何洗腳可以養生 ··· 85

　　按揉腳底健康法 ··· 87

　　感冒就找膀胱經 ··· 89

　　勞宮穴可以治病 ··· 90

　　按揉百會穴，提升陽氣 ···································· 92

　　護好小腸經，不做「火夫」 ······························ 93

　　肚腹找三里 ··· 94

　　腰背委中求 ··· 96

　　頭頸尋列缺 ··· 97

　　面口合谷收 ··· 99

第八章　《黃帝內經》中的情志養生──調節情志，莫傷身101

　　圍絕經期女人易傷春，如何調節呢？ ····················· 101

　　中老年男人易悲秋，如何調節呢? ························ 102

　　七情太過，對人體有哪些影響呢？ ······················· 103

　　《黃帝內經》中的情志生剋法 ···························· 105

下篇《本草綱目》的中老年養生秘方 ························· 109

第九章　《本草綱目》啟示：「治未病」才是養生之道 ········ 111

　　本草，扶正固本，內求自癒力 ···························· 111

　　《本草綱目》說：人體自身免疫就是最強養生方 ·········· 112

　　養生的「三禁忌」 ·· 114

李時珍的獨特養生經 ················ 116

《本草綱目》中的粥養生 ············· 120

第十章　《本草綱目》中的不同體質四季養生秘方 ···· 122

春季養生秘方 ····················· 122

夏季養生秘方 ····················· 126

秋季養生秘方 ····················· 130

冬季養生秘方 ····················· 134

第十一章　《本草綱目》中的養筋骨秘方 ········ 139

中老年人為什麼要養筋骨 ··········· 139

粳米 ················ 140　　杜仲 ················ 142

枸杞 ················ 144　　何首烏 ············· 146

木瓜 ················ 149　　萵苣 ················ 151

葡萄 ················ 154

第十二章　《本草綱目》中的養氣血秘方 ········ 157

中老年人為什麼要養氣血 ··········· 157

芝麻 ················ 158　　芹菜 ················ 161

香菇 ················ 164　　奇異果 ············· 167

哈密瓜 ············· 169　　山藥 ················ 172

烏骨雞 ············· 174　　雞蛋 ················ 177

第十三章　《本草綱目》中的健腦秘方 ········· 180

中老年人為什麼要健腦 ············· 180

黑米 ················ 181　　大麥 ················ 183

黃花菜 ············· 185　　驢肉 ················ 189

紫菜 ················ 190　　牛奶 ················ 192

黃鱔 ················ 194　　鯉魚 ················ 197

馬鈴薯 ············· 199　　百合 ················ 202

人參 ·························· 204

第十四章　《本草綱目》中的養心秘方⋯⋯⋯⋯⋯⋯⋯ 208

《本草綱目》與養心⋯208　　柏子仁⋯⋯⋯⋯⋯⋯ 209

　蓮子⋯⋯⋯⋯⋯⋯ 211　　桂圓⋯⋯⋯⋯⋯⋯⋯ 213

　茯苓⋯⋯⋯⋯⋯⋯ 215　　當歸⋯⋯⋯⋯⋯⋯⋯ 217

　紅豆⋯⋯⋯⋯⋯⋯ 219　　茼蒿⋯⋯⋯⋯⋯⋯⋯ 221

第十五章　《本草綱目》中的養肝秘方⋯⋯⋯⋯⋯⋯⋯ 224

　中老年人為什麼要養肝⋯⋯⋯⋯⋯⋯⋯⋯⋯⋯⋯ 224

　桑葚⋯⋯⋯⋯⋯⋯ 225　　蔥⋯⋯⋯⋯⋯⋯⋯⋯ 227

　冬瓜⋯⋯⋯⋯⋯⋯ 229　　菊花⋯⋯⋯⋯⋯⋯⋯ 231

第十六章　《本草綱目》中的養脾秘方⋯⋯⋯⋯⋯⋯⋯ 234

　脾胃對人體的重要性⋯⋯⋯⋯⋯⋯⋯⋯⋯⋯⋯⋯ 234

　蓮藕⋯⋯⋯⋯⋯⋯ 235　　糯米⋯⋯⋯⋯⋯⋯⋯ 237

　大棗⋯⋯⋯⋯⋯⋯ 238　　鰱魚⋯⋯⋯⋯⋯⋯⋯ 240

　鱸魚⋯⋯⋯⋯⋯⋯ 243　　蠶豆⋯⋯⋯⋯⋯⋯⋯ 245

　豆腐⋯⋯⋯⋯⋯⋯ 247　　胡蘿蔔⋯⋯⋯⋯⋯⋯ 249

　南瓜⋯⋯⋯⋯⋯⋯ 251　　小米⋯⋯⋯⋯⋯⋯⋯ 254

　玉米⋯⋯⋯⋯⋯⋯ 255　　栗子⋯⋯⋯⋯⋯⋯⋯ 257

　牛肉⋯⋯⋯⋯⋯⋯ 260　　薏苡仁⋯⋯⋯⋯⋯⋯ 262

　茄子⋯⋯⋯⋯⋯⋯⋯⋯⋯⋯⋯⋯⋯⋯⋯⋯⋯⋯ 264

第十七章　《本草綱目》中的養肺秘方⋯⋯⋯⋯⋯⋯⋯ 267

　中醫與養肺⋯⋯⋯ 267　　甘蔗⋯⋯⋯⋯⋯⋯⋯ 268

　竹筍⋯⋯⋯⋯⋯⋯ 270　　銀杏⋯⋯⋯⋯⋯⋯⋯ 273

　橄欖⋯⋯⋯⋯⋯⋯ 276　　雪梨⋯⋯⋯⋯⋯⋯⋯ 278

第十八章　《本草綱目》中的養腎秘方⋯⋯⋯⋯⋯⋯⋯ 280

　中老年人補腎的重要性⋯280　　韭菜⋯⋯⋯⋯⋯⋯ 281

　干貝⋯⋯⋯⋯⋯⋯ 284　　羊骨⋯⋯⋯⋯⋯⋯⋯ 286

　豬腎⋯⋯⋯⋯⋯⋯ 287　　豬肉⋯⋯⋯⋯⋯⋯⋯ 290

第十九章 《本草綱目》中的長壽秘方 ············ 294

《本草綱目》中的長壽方·294　　小麥 ············ 295

花生 ············ 297　　銀耳 ············ 298

海參 ············ 300　　生薑 ············ 302

第二十章《本草綱目》中的老年人常見病小偏方 ············ 305

頭皮屑 ············ 305　　口腔潰瘍 ············ 305

牙周炎 ············ 305　　齲齒 ············ 305

普通牙痛 ············ 306　　風火牙痛 ············ 306

牙齦出血 ············ 306　　咽喉腫痛 ············ 306

面部暗瘡 ············ 307　　眼熱赤腫 ············ 307

偏頭痛 ············ 307　　感冒頭痛 ············ 307

中風 ············ 308　　失眠 ············ 308

心絞痛 ············ 308　　高血壓 ············ 309

動脈硬化 ············ 309　　咳嗽 ············ 309

喘症 ············ 310　　嘔吐 ············ 310

胃、十二指腸潰瘍 ···· 311　　腹瀉 ············ 311

消化不良 ············ 311　　痢疾 ············ 312

便血 ············ 313　　小便異常 ············ 313

腰痛虛寒 ············ 313　　身面水腫 ············ 313

風濕痹痛 ············ 314　　腰肩疼痛 ············ 314

汗症 ············ 314　　糖尿病 ············ 314

帶下症 ············ 315　　腸痔下血 ············ 315

疣痣 ············ 315　　背癰 ············ 316

腳臭 ············ 316　　醉酒 ············ 316

氣虛 ············ 316　　老年痴呆 ············ 317

花眼 ············ 317　　習慣性便秘 ············ 317

慢性氣管炎 ············ 317

《黃帝內經》和《本草綱目》的中老年養生秘方

【上篇】

《黃帝內經》的中老年養生秘方

《黃帝內經》和《本草綱目》的中老年養生秘方

第一章

中老年養生為什麼要讀《黃帝內經》

《黃帝內經》乃養生之根基

《黃帝內經》是中醫學的奠基石，自始至終貫穿了養生的內容，尤其對於中老年養生更是有其獨到的見解。

《黃帝內經》中明確提出了養生的三個和諧，即人與自然環境的和諧、人與社會環境的和諧、人體自身的和諧。其中，人與自然的和諧是總綱，《內經》稱為「法於陰陽」，即要求人們要順應自然界的陰陽變化規律來調節人體陰陽，其在養生理論中也具有重要的價值和地位。

而作為身體各項功能逐漸衰退的中老年人來說，達到自身與外界的和諧更是防病保健的關鍵。

《黃帝內經》中提到，「余聞上古之人，春秋皆度百歲，而動作不衰」，還闡述了古人長壽的原因：「法於陰陽，和於術數，飲食有節，起居有常，不妄作勞，故能形與神具，而盡終其天年，度百歲乃去。」意思是說，上古的人為什麼能長命百歲呢？因為他們懂陰陽之理，萬事都講究尺度和分寸，使人的身體和精神，始終與外部世界保持一種平衡與和諧狀態。

這樣來看，只要記住上面提的「法」「和」「節」「常」

「勞」——「五字要訣」，那麼中老年人想要享天年、度百歲，就不會遙不可及了。

《黃帝內經》中有句名言：「不治已病治未病，不治已亂治未亂。」

例如在中醫裡，肝屬木，腎屬水，水生木，心屬火，木生火。若一個人的肝臟出了問題，不是直接治療肝臟，而是從其他未生病的臟器著手。有時若從腎臟和心臟上著手去治療肝臟，或許更有效果。

「不治已亂治未亂」，是指不要盲目地去解決當前的混亂狀況，而要細心地分析造成混亂的原因，冷靜地考慮混亂將會導致的後果，從疾病起因和疾病帶來的後果兩端著手解決，中間的那段麻煩也就不存在了。

「治未病」者，保養也；「治未亂」者，修身也。這是《黃帝內經》對中老年人養生提出的一個非常重要的觀點。

正本清源，《黃帝內經》的養生思想和理論從戰國時期發展至今，一直是中醫養生學者付諸實踐的重要理論依據，是中華民族智慧的結晶和文化瑰寶，它的科學性和實用性決定了其豐富的生命力，被歷代醫家所敬仰，也為現代醫學家所認同和研究。

《黃帝內經》講述人為什麼會生病

《黃帝內經》中黃帝與老師岐伯有一段精彩對話。談到瘟疫時，黃帝問老師為什麼有些人被傳染了卻不得病，

岐伯的回答是：「正氣存內，邪不可干。」即體內正氣充盈了，邪氣就進不來了。

《內經》中對於病因學有個觀點：「千般災難，不越三條。」就是說，致疾病發生的原因，不外乎三種。

第一種是內因，指七情過激；第二種是外因，指六淫侵襲；第三種是其他原因，如房事過度、金刀傷、跌撲損傷、中毒等。

（一）內因

內因，即七情過激。七情，包括喜、怒、憂、思、悲、恐、驚七種情志的變化，反映和體現了人的精神心理活動。通常情況下，這種變化是對外界事物的不同反映，屬於人體的生理現象，並不致病。

但在突然、強烈或長期持久的情志刺激下，七情衝動，損傷氣的正常運行，影響人體的生理功能，使臟腑氣血功能發生紊亂，就會導致疾病的發生，所謂「怒傷肝、喜傷心、思傷脾、憂傷肺、恐傷腎」是也。

1. 過喜

通常情況下，喜可以有效緩解人們的心理壓力，使人心情愉悅，感到舒暢。但如果歡喜過度，就可能會使心氣渙散，出現精神無法集中等現象，故稱「過喜傷心」。

2. 過怒

過怒會使肝氣橫逆，血氣逆行，導致面紅目赤，嚴重時還會造成肝陽上亢，耗傷肝血，甚至引發吐血的現象，故「怒則氣上，過怒傷肝」。

3. 過憂

憂則氣聚，過憂傷肺。過憂，會使肺氣抑鬱，導致肺氣不能正常宣發，耗損肺氣，產生神疲乏力、意志消沉的症狀，故「過憂傷肺」。

4. 過思

思則氣結，過思傷脾。脾為後天氣血生化之源，過思或過憂都會造成氣機鬱結，導致脾陽阻滯而不能運化水穀，產生腹脹、便溏、消化不良的症狀，故「過思傷脾」。

5. 過悲

悲則氣消，過悲傷肺。過悲也會使肺氣抑鬱，導致肺氣不能正常宣發，耗損肺氣，產生神疲乏力、意志消沉的症狀，故「過悲傷肺」。

6. 過恐

恐則氣怯。恐為事先已知，終日惶恐不安，造成氣機潰亂，使得心氣不足，心無所倚，手足無措，甚至大小便失禁。

7. 過驚

過驚，也會使氣機紊亂而不能下達於腎，產生腎氣不固、大小便失禁的現象，故「過驚傷腎」。

人到中年後，由於工作角色的轉變，兒女的長大離開，生活環境往往會出現一些變化，而這些變化都容易使中老年人出現一些情緒上的變化。而中老年人隨著年齡的增長，身體的生理功能日漸衰退，易出現陰陽失衡，氣血不足，也因此受過度的情緒變化而患病。所以，中老年人

應學會控制自己的情緒，保持平和心態，從容地面對一切，而不讓這些過激的情緒傷害到我們的身體。

（二）外因

所謂六淫，是自然界風、寒、暑、濕、燥、火六種外感病邪的統稱。在正常情況下，它們稱為六氣。陰陽相移，寒暑更作，氣候變化都有一定的規律和限度。

氣候變化異常，六氣發生太過或不及；或氣候變化過急，非其時而有其氣；或變化過驟，超過了一定的限度，使機體不能與之相適應的時候，就會發生疾病。於是，六氣由對人體無害而轉化為對人體有害，成為致病的因素。這種情況下的六氣，被稱為「六淫」。

1. 風邪

風為「百病之長」，風邪是六淫中最容易侵襲人體的邪氣。寒、濕、燥、熱、暑等邪氣，通常依附於風邪而侵襲人體，如外感風寒、風熱、風濕、風燥和風火等，且風性「善行而數變」，風邪侵犯人體後，其傳變的病位沒有一定規律，所導致的病證經常是游移不定且變幻莫測。

2. 寒邪

當寒邪侵襲人體後，首先損傷陽氣，致使氣無力行血，導致氣血凝滯而不通，氣血不通則痛；且寒邪寒性凝滯，容易引起氣滯血瘀，氣血的運行受阻，導致肌表、經絡和肌肉等組織收縮而攣急。

3. 暑邪

暑邪具有火熱升散的特性，會耗陽氣。當暑邪侵襲人

體時，火熱之性會引起出汗，當汗出過多時則容易耗傷津液，此時氣也會隨津液而出；且暑多夾濕，夏季除了氣候炎熱之外，經常多雨而潮濕，因此人體感受暑邪時，通常也會夾有濕邪。

4. 濕邪

濕邪為體內水液代謝緩慢或身處潮濕的環境而生。當體內儲存了過多的水分時，就產生了濕邪。水有向下的特性，所以體內有濕邪易傷及人體的陰位，如腿感到沉重，行動不靈活。

5. 燥邪

燥邪的特性為乾澀，容易耗損人體的津液，造成陰虛的體質。燥邪容易在秋天發生，因秋天氣候乾燥；燥邪也容易在上火之後發作，因為體內的火氣會消耗人體大量津液而進一步引發燥邪。

燥邪最容易傷肺，導致呼吸不暢、乾咳等。

6. 火邪

火邪是體內過熱的一種邪氣，容易在春夏兩季發作，因春夏氣溫不斷上升，影響人體而成為火邪。火邪也可能從體內而發，如焦慮太過容易產生心火，吃了辛辣的食物容易產生胃火等。火邪會耗傷體內的津液，也容易引發出汗、煩躁等表現。火邪還會破壞人體的陰陽平衡，當體內水分減少時就會導致陰虛，陽氣就會隨之偏勝，過勝的陽氣在體內會形成風邪，容易引發中風，這也是中風容易在夏季多發的原因。

綜上所述，中老年人易生病的原因主要有兩方面，一

是年紀漸長，自身抵抗力會下降，即正氣不足；二是外界致病因素過於強大，即邪氣過盛。

不論正氣不足，還是邪氣過盛，不論陰盛，還是陽衰，中老年人的健康都會出現狀況。正所謂：「一陰一陽謂之道，偏陰偏陽謂之疾。」

而在疾病發展過程中，致病邪氣與機體正氣之間的盛衰變化，決定著病機的虛或實，並直接影響著疾病的發展、變化及其轉歸。

因此，中老年朋友在日常生活中應學會科學的養生方法，提高身體正氣而不受外界之邪的侵害。

《黃帝內經》告訴你中老年人養生很重要

隨著人們生活水準的提高，醫療條件的改善，人的預期壽命也在不斷提高。目前，很多大城市已逐漸出現人口負增長，人口老齡化程度在逐漸加重，老齡化社會的趨勢已經不可避免。

《靈樞·天年》載：「人生十歲，五臟始定，血氣已通……二十歲，血氣始盛，肌肉方長……三十歲，五臟大定，肌肉堅固，血脈盛滿……四十歲，腠理始疏，榮華頹落，髮頗斑白……五十歲，肝葉始衰……六十歲，血氣懈惰……七十歲，脾氣虛，皮膚枯……八十歲，肺氣衰，魄離……九十歲，腎氣焦，四臟經脈空虛……百歲，五臟皆虛，神氣皆去，形骸獨居而終矣。」

由此可見，人體的生、長、壯、老是生命發展的必然

規律，機體由盛而衰是一個不可避免的過程。因而，中老年人的養生防病、延年益壽顯得尤為重要。若善於養生，把養生之道貫徹到日常生活中去，就如《素問・上古天真論》中給我們的答案：「其知道者，法於陰陽，和於術數，食飲有節，起居有常，不妄作勞，故能形與神俱，而盡終其天年，度百歲乃去。」

而中醫經典《黃帝內經》從順應自然、養性調神、體魄鍛鍊、調攝飲食、保養正氣等方面詳細、具體地探討了中老年人的養生之道，於《內經》理論體系中融入現代養生保健理念，對提高中老年人生活品質、延年益壽有重要的意義。

《黃帝內經》告訴你中醫養生的智慧

黃帝曰：「余聞上古有真人者，提挈天地，把握陰陽，呼吸精氣，獨立守神，肌肉若一，故能壽敵天地，無有終時，此其道生。」

這句話的意思是說上古「真人」的生活規律與自然節律相同，心無雜念、天人合一，故而可與天地同壽。你的健康從何而來？讀讀《黃帝內經》中的這段話，學學上古的真人吧。但是，浩浩中華，上下五千年，沒有幾人能夠「提挈天地，把握陰陽，呼吸精氣，獨立守神，肌肉若一」，成為氣勢磅礡、經天緯地的「真人」。「真人」們的修為、定力、功夫和德行，不是我們普通人可以設想得到的。但是，他們的精神，仍是今人學習的好榜樣。

正如《黃帝內經‧靈樞‧本神》中所說：「故智者之養生也，必順四時而適寒暑，和喜怒而安居處，節陰陽而調剛柔。如是，則僻邪不至，長生久視。」就是說，明智的人養生，必定順應四季的變化調節身體，以適應氣候的寒暑變化；不因喜怒而令情緒過分激動，並能良好地適應周圍的環境；節制陰陽的偏勝偏衰，並調和剛柔，使之相濟。這樣做就能使諸病邪無從侵襲身體，從而延長生命，減緩衰老。

如果中老年朋友們能按這一原則來養生，雖做不了「真人」，卻完全可以做智者。

努力做到——順（四時）、適（寒暑）、和（喜怒）、安（居處）、節（陰陽）、調（剛柔），隨天地的變化而變化，適應寒暑的更迭，喜不忘形，怒不失態，安身立命，陰陽有度，剛柔兼顧，珍愛身體。

◀第二章▶
《黃帝內經》
中的基本養生法則

五行相生相剋，自成一體

五行是中國古代的一種物質觀。五行指金、木、水、火、土。這種理論認為，大自然由金、木、水、火、土五種要素構成，隨著這五個要素的相生相剋，大自然會不斷產生變化，這些變化使宇宙萬物循環不已。

五行相生相剋，形成了事物之間矛盾、統一的模式，體現了事物內部的結構關係以及整體把握的思想。

《五帝》記載：「……天有五行，水火金木土，分時化育，以成萬物。其神謂之五帝。」

所謂「行」，鄭玄注曰：「行者，順天行氣也。」

而《尚書》提到的「五行」，則具有一定的象徵意義——「行」，一種自然的「運行」，一種依循本身之為呈現所固有規則而持續的運動，一種自然的作為。

五行之間，存有相生相剋的關係。

五行相生：金生水、水生木、木生火、火生土、土生金。

五行相剋：金剋木、木剋土、土剋水、水剋火、火剋金。

中醫說的「五行」，在「五臟」為：木性為肝臟，火性為心臟，土性為脾臟，金性為肺臟，水性為腎臟。

五行與五色相對應：木—青，火—紅，土—黃，金—白，水—黑。

「五行相生」是互相生旺的意思，表示生成化育；「五行相剋」就是互相鬥爭、制衡。

太陽，為至陽純剛之氣；月亮，為至陰純柔之氣。少陽為木，太陽為火，少陰為金，太陰為水。對應四季，即為：木—春，火—夏，秋—金，冬—水。

大道至簡，順生逆剋。

氣順，百病除；氣逆，百病生。

氣在哪裡呢？金、木、水、火、土，春、夏、長夏、秋、冬，其實這些都是氣。從春天到夏天，從夏天到秋天，那都是氣的流動，這是一種自然規律，任何人不可以違反。誰違反了這個規律，誰就會遭到自然的懲罰。

中醫辨五行，就是辨五氣；推理五行，就是辨識五氣的流動軌跡。從春到夏，陽氣漸漸旺盛、上升；從秋到冬，陰氣漸漸旺盛。

飲食有節，起居有常

《黃帝內經》提倡「飲食有節」，指的是中老年人飲食要有「三度」，即識度、守度、適度。

1. 識度

識度即認識到凡事要把握一定的度。「飢中飽，飽中

飢」，即要維持脾胃之源，不能太飽，也不能太飢。因此，中老年朋友在日常飲食中要注意飲食有「識度」，切不可過飢過飽而損傷了脾胃。

2. 守度

守度即讓自己保持在合適的程度之內。《黃帝內經》載：「陰之所生，本在五味；陰之五宮，傷在五味。」告誡中老年人要合理膳食，調和五味，不可偏嗜。

飲食的酸、甘、苦、辛、鹹五味，「藏於腸胃，以養五氣，滋養五臟」。

如偏食，就會損傷五臟，滋生出各種疾病；如調和適度，就會使骨骼強健，筋脈舒柔，氣血通暢，腠理周密，周身骨氣、五臟六腑強健有力。

3. 適度

適度即身體所能承受的最恰當的範圍。《黃帝內經》曾對過食五味而產生的人體傷害進行描述：過食酸味，會使肝的功能亢進，木剋脾土而導致脾氣衰竭；過食鹹味，會使骨骼損傷，肌肉短縮，心氣抑鬱；過食甜味，會使心氣滿悶，氣逆作喘，顏面發黑，腎氣失於平衡；過食苦味，會使脾氣過燥而不濡潤，從而使胃氣呆滯；過食辛味，會使筋脈敗壞，發生弛縱，精神受損。

另外，《黃帝內經》還提出了「五穀為養，五果為助，五畜為益，五菜為充，氣味合為服之，以補精益氣」的膳食配伍原則，告訴中老年朋友不可暴飲暴食，避免五味偏嗜。

中老年人臟腑功能逐漸開始減退，其中尤以脾胃運化

功能減退為著，而其他臟腑亦需要脾胃運化食物後所產生的水穀精微來滋養。

因此，在平日的飲食中，我們需遵循「三度」原則，以維持各臟腑功能正常，身體健康。

《素問·上古天真論》提出的另一個養生大法是「起居有常」。要求人們平時的生活作息要有規律，要養成良好的生活習慣。

「起居有常」要求：

1. 天人合一，順天作息

按《黃帝內經》所述，一日當中，白天是陽主事，夜晚是陰主事，隨著太陽的升降，陰陽之氣交互消長，而人體陰陽之氣也隨晝夜變化而消長變化，於是就有了寤和寐的交替。寤屬陽，為陽氣所主；寐屬陰，為陰氣所主，如《素問·生氣通天論》所述：「故陽氣者，一日而主外，平旦人氣生，日中而陽氣隆，日西而陽氣已虛，氣門乃閉。」（《素問·生氣通天論》）

平旦，指的是早晨。人與天地陰陽，一定要保持這種協調統一的關係。如果違背了這種陰陽消長的規律，對中老年人的健康就可能造成不同程度的損害。

2. 或收或藏，四時有別

《黃帝內經》還強調中老年人要按四時生長收藏的規律進行作息。如《素問·四氣調神大論》所指出的：春三月，要「夜臥早起，廣步於庭」；夏三月，要「夜臥早起，無厭於日」；秋三月，要「早臥早起，與雞俱興」；冬三月，要「早臥晚起，必待日光」。

即春天應晚睡早起，因春季充滿生發之氣，白天長而晚上短，所以適度的晚睡早起可以給身體一個充分生發的機會，而達到保養的效果；夏天要晚睡早起，而且要比春天睡得晚、起得更早一些，因為夏天陽氣充盛，晝更長夜更短，所以人體的陰陽調節也應與夏季的陽氣漸盛的特點相應，但切記不要在白天過度疲勞，精神委靡；秋天多天高風急、地氣肅清，要早睡早起，讓自己的神志得到安寧，以減緩秋季肅殺之氣對中老年人身體的影響；冬天要早睡晚起，等到日光出現陽氣日漸升騰的時候再起床，陽氣閉藏好了，身體就能夠保持溫度，陽氣也就可以盡收丹田，以保證充足的精力，並可以幫助我們去消化「冬補」之食。

只有「順四時而適寒暑」，才能使機體陰陽氣血與天地陰陽變化保持一致，從而保持機體的勃勃生機。如果堅持這樣的好習慣，成為一種自然的要求，長此以往，必定能夠使是中老朋友延年益壽。如果違背了時令的特點，硬求一成不變，必然會傷神害身體。

3. 寧靜心境，睡得安穩

人的一生，有 1/3 以上是在睡眠中度過的。睡眠可以調整中老年人臟腑經絡，恢復身體陰陽氣血平衡。

睡前，一定要調攝精神，摒除一切雜念及不良情緒。如果喜怒不節、憂悲不解、思慮過度，就會影響心神而致睡寢不安。

《內經》中提到「躁則消亡，靜則神藏」，說的是人在心情平靜就容易入睡，睡前過多的體力和腦力活動會導

致失眠。宋代養生專著《睡訣》說得好:「先睡心,後睡眼。」睡時,要讓身心處於絕對的安靜狀態。心寧則安,意守丹田。縱然悠悠萬事,此時,唯睡為大。中老年朋友們,睡一覺再說吧,明日的太陽又燦爛了。

精神內守,淡定寡慾

《黃帝內經》在「上古天真論」中記載:「志閒而少慾,心安而不懼,形勞而不倦,氣從以順,各從其慾皆得所願。」意即情志恬淡,慾望寡少,心態安和而不懼怕,形體勞作卻不疲倦,真氣順暢,五臟六腑才能各得所養。

古代中醫認為,思想妄動會引發形體妄動、精氣妄動。這樣「以妄為常」的中老年人,哪能不生病呢?淡定的人,才能「精神內守」。「淡定寡慾」,是指中老年人的理想和抱負要有一個界限,不能什麼都追求。「寡慾」就是人不要有過多的慾望,要讓所有的慾望有一個界限,這樣就能做到「心安而不懼」。

然而做到這一點又何等的困難!蘇東坡曾寫過一首詩:「稽首天中天,毫光照大千。八風吹不動,端坐紫金蓮。」「八風吹不動」,就是說,無論是人間的貪、瞋、痴、名、利、毀、譽,還是天堂的仙風、神風、奇風、怪風、香風、甜風,抑或是地獄的妖風、毒風、邪風、臭風,都吹不動他。

據說,蘇東坡寫了這首詩後,非常得意,即差書僮送到江對岸的佛印和尚那兒。佛印看了這首詩後,只回寫了

一個字——「屁」。蘇東坡看了「屁」字，非常生氣，馬上乘船過江去找佛印評理。見了佛印，蘇東坡忿忿地說：「我如此淡定之境界，竟然讓你說了一個『屁』字！」佛印一聽就笑了，又在紙上加了一句話：「一屁過江來。」並嘲笑道，「你自詡自己淡定，奈何我只寫了一個小小的『屁』字，就讓你淡定不住了呢？」

總之，中老年朋友要想如上古真人一樣長命百歲，就要「精神內守」「恬淡虛無」，讓體內真氣可以自然順暢。一旦達到恬淡虛無的境界，元氣就可以按照自己的本性去運化和收藏，而不需要外在的東西來控制。

法於四時，治之五臟

人有五臟、六腑，五臟即心、肝、脾、肺、腎，六腑即膽、胃、大腸、小腸、三焦、膀胱。

人隨著自然萬物，春、夏陽氣升發，秋、冬陽氣潛藏。每一季節，升發潛藏每一環節，都有相應的臟腑為主角來完成「天人合一」。《素問・六節藏象論》曾寫道「心通於夏氣」「肝通於春氣」「脾通於土氣（長夏之氣）」「肺通於秋氣」「腎通於冬氣」，各臟腑隨季節的變化而分明主次、各盡其責地協助主角。

心屬火，主血脈，喜溫暖而惡寒冷，與江河湖水一樣遇熱則暢行，遇寒則凝結。在夏季，自然界陽氣旺盛，人體則心為火臟而陽氣最盛，同氣相求，心與夏氣相通應，故夏季助於鼓動心臟使血脈暢通；而旺盛暢通的血脈，反

過來又能促進人體陽氣的增長。所以，中老年人盛夏養生的重點在於養心。還要注意夏天不能過分吹冷風，吃冷飲，使血脈受寒，損害了健康。

肝主疏洩，喜暢達而惡抑鬱，就好像春天使陽氣升發、生機盎然、草木舒展生長的景象一樣。春季自然界中升發的陽氣有助於肝的疏洩；而肝的疏洩反過來促進人體陽氣的升發。所以，中老年人春季養生的重點在於養肝，春天萬不可憂愁惱怒。

肺主氣，司呼吸，主宣發肅降，氣以下降為順，肺氣若上升太過則引發咳喘。秋季陽氣開始收斂，陰氣逐漸滋長，氣候乾燥，內應肺臟，正常肺氣的下降正對應秋季陽氣的下降之勢。秋季氣溫逐漸下降，陽氣開始潛藏，這有助於人體肺的肅降；而肺的肅降也能促進人體陽氣的潛藏。所以，中老年人秋季養生的重點在於養肺，秋天應防止感受燥熱之邪，使肺氣不通，肺陰受損，影響正常的呼吸功能。

腎主封藏，與冬季萬物生機潛藏、陽氣下沉之象相對應。冬季氣候寒冷，陽氣深藏，有利於腎臟積蓄能量並加以封藏；而腎臟的吸納封藏，反過來加強人體陽氣的沉降內收，從而對人體起到溫養的作用。所以，中老年人冬季養生的重點在於養腎，冬天應注意休養，萬不可躁動不安，以耗傷陽氣，影響精氣的收藏。

脾胃是人的後天之本，氣血的總來源。心、肝、肺、腎在四時的變化運轉中，需要消耗大量的營養物質，這些營養物質都需要脾胃來供給。因此中醫說，「脾主四時」，

或「脾旺於四時」。所以，中老年人在一年四季都要注意保持脾胃的健康。

人體五臟就是這樣按照四季的不同變化而運作的，人體與萬物一起順應春生、夏長、秋收、冬藏的原則。《靈樞·天年篇》提到「四十歲，五臟六腑、十二經脈，皆大盛以平定，腠理始疏，榮華頹落，髮頗斑白」，《素問·陰陽應像大論》中也有「年四十，而陰氣自半也」，這些均說明人體的多種功能在 40 歲後開始出現衰退，因此我們更應注意按照四季氣候陰陽變化的規律和特點，調節人體，補養五臟，從而實現中老年人的健康長壽。

「女七男八」陰陽論

《黃帝內經》中有一段話：

「女子七歲，腎氣盛，齒更髮長；二七而天癸至，任脈通，太衝脈盛，月事以時下，故有子；三七腎氣平均，故真牙生而長極；四七，筋骨堅，髮長極，身體盛壯；五七，陽明脈衰，面始焦，髮始墮；六七，三陽脈衰於上，面皆焦，髮始白；七七，任脈虛，太衝脈衰少，天癸竭，地道不通，故形壞而無子也。

丈夫八歲，腎氣實，髮長齒更；二八，腎氣盛，天癸至，精氣溢瀉，陰陽和，故有子；三八，腎氣平均，筋骨勁強，故真牙生而長極；四八，筋骨隆盛，肌肉滿壯；五八，腎氣衰，髮墮齒槁；六八，陽氣衰竭於上，面焦，髮鬢頒白；七八，肝氣衰，筋不能動，天癸竭，精少，腎藏

衰，形體皆極；八八，則齒髮去。……」

這段話，詳細地述說了男性和女性的生理週期特徵及整個生命歷程。即女性的成長週期數是 7，每 7 年就體現出一次大變化；男性的成長週期數是 8，也就是說每 8 年體現出一次生長變化。

女性 7 歲，腎氣漸漸強盛，乳牙掉落，長出堅固的恆牙。14 歲，女孩的雌激素水平大大提高，開始來月經了；同時任脈通暢，太衝脈氣血旺盛，這兩條經脈與妊娠有著密切的關係，說明女孩這時候就具備了懷孕生子的能力。21 歲，腎氣穩定，智齒長出，發育完成。這時候女性最適合結婚生子，因為身體各個器官都已發育成熟，有最好的狀態。

28 歲，筋骨堅強，頭髮茂盛，身心鼎盛。這是女性身體最強壯的時間，這也是女人一生最勞累的時候，要養育孩子，照顧家庭，因此有一個強壯的身體是必須的。

35 歲，陽明脈氣血衰，面色憔悴，頭髮開始脫落。42 歲，上部三陽筋脈氣血漸衰，體露衰態，頭髮斑白。49 歲，任脈氣血虧虛，太衝脈氣血衰微，月經枯竭，形體衰老，不再有月事。

我們再說說男性的年齡發育特點。

男性 8 歲，腎氣開始充盈，頭髮開始茂盛，並開始更換乳牙。16 歲，腎氣旺盛，精氣滿溢外洩了，這時候男孩出現了失精、遺精現象，同時個子開始長高，漸漸長出喉結，並且變聲，長出鬍鬚，越來越像個男子漢了。

24 歲，腎氣充足了，筋骨強健了，智齒長出了，發

育完整了。32 歲，身心強壯了，體態豐滿了。

40 歲，腎氣衰退，頭髮開始脫落，牙齒開始枯槁。48 歲，陽氣漸衰，面有焦色了。

56 歲，肝氣衰弱，筋骨不便，形體憔悴。64 歲，齒落髮白，步態龍鍾，腎精枯竭。

不論王公貴族，還是普通百姓，一旦降生在世以後，都是要這樣隨時間的推移而生長、強盛，直至變老的。誰能掙脫得了這個必然規律呢？

中老年朋友所能做的，就是要認清這個自然規律，順應這個自然規律，將身體保持到最完美的健康狀態，享受人生的每一處風景。

第三章

《黄帝內經》
中的十二時辰養生法

順天時以養生

《黃帝內經》認為，相對於外界的天地來講，人體就是一個小天地，人體的生命運轉規律與外部時空有著緊密的聯繫。不但是人體隨著自然界的四季循環而變化，在一天的不同時間內，人體內也有規律地進行著各種微妙的變化。

人體在一天之中不同時間段有著不同的狀態，如早晨太陽出來的時候人體陽氣最旺，這時候最好進行晨練，使體內的陽氣得到完全的升發，可以讓你在一天的工作生活中都充滿朝氣。

古人在很早的時候就發現了人體經絡的奧秘：經絡是運行全身氣血、聯絡臟腑肢節、溝通上下內外的通路，外界可以由相應臟腑的經絡對該臟腑產生影響，而臟腑亦可由本經經絡而作用於體表肢節。並且還發現人體的十二條經脈的運行隨時間而發生微妙的變化。

古代醫家總結出十二經脈在十二時辰中的運行規律，即膽經當令於子時（23 點～1 點），肝經當令於丑時（1 點～3 點），肺經當令於寅時（3 點～5 點），大腸經當令

於卯時（5 點～7 點），胃經當令於辰時（7 點～9 點），脾經當令於巳時（9 點～11 點），心經當令於午時（11點～13 點），小腸經當令於未時（13 點～15 點），膀胱經當令於申時（15 點～17 點），腎經當令於酉時（17 點～19 點），心包經當令於戌時（19 點～21 點），三焦經當令於亥時（21 點～23 點）。

知道了每條經脈在各個時辰的活動規律，就能夠幫助中老年朋友制定更加科學的作息時間表，有效保證身體健康，益壽延年。

子時：陽氣初生，一天的養生開始計時

夜裡 11 點到次日凌晨 1 點，稱為子時。這個時候是「膽經當令」，膽經活動最旺。

子時，一天中最黑暗之時辰，陽氣剛剛開始生發，還是非常的柔弱。《黃帝內經》裡有句話，叫做：「凡十一藏皆取決於膽也。」

意思是說，五臟六腑皆以氣機通順為要，膽氣機通順對五臟六腑的氣機條達是有力的支持，五臟六腑的功能才會正常運行。順應膽經的主令，人體的氣機才會條順，五臟六腑才會得到滋養。

而我們在日常生活中常會有這樣的體會，到晚上八九點鐘的時候，我們就容易犯困，可是到夜裡 11 點的時候，我們恰恰就清醒了。為什麼呢？這是因為膽氣在這個時候開始生發起來了，全身的氣血就能隨之而起所致。可

見，子時及時睡眠，對一天是至關重要的。

　　中老年人此時更是應當好好休息，且要儘量睡得舒服。睡時，宜屈膝臥，變換姿勢。環境宜靜，全神凝聚，不悲不喜，不念不妄，以使膽氣生發，陰陽相合，恢復元氣而固護身體之本以達養生長壽之功。

丑時：養血護肝好時刻，調暢氣機很重要

　　凌晨 1 點到 3 點，稱為丑時，這個時候是肝經當令，肝經在人體活動最旺。

　　肝經內屬肝臟，外絡肢節，運行肝臟氣血，調和陰陽，使肝的功能活動得以保持協調，因此，在丑時護養好肝經對維護肝的功能十分重要。而肝的功能則主要體現在「藏血」和「疏洩」（即調暢氣機）。

　　「肝主藏血」，是指肝有貯藏血液和調節血量的功能。人的生命活動，臟腑功能的正常運作均依賴於血液的滋養，而肝臟功能正常旺盛，人體氣血才能充足。

　　「肝主疏洩」，是指人的生發之機全都仰賴肝的疏洩功能。中老年人如果經常生氣或鬱悶，就會抑制肝的疏洩、生發功能而出現氣機的鬱滯。

　　氣為血之帥，氣鬱則血不通，肝失疏洩則會出現渾身無力、四肢冰冷。

　　《黃帝內經》中提到「肝主身之筋膜」，如肝的陰血不足，筋失濡養，則易出現手足震顫、肢體麻木、中風等中老年人常見問題。丑時是養肝血的最佳時間。因此，中

老年人應在此時注意睡眠休息，護養肝經而達到蓄養肝血、調暢氣機的目的。

寅時：日夜交替之時，深度睡眠讓氣血重新調配

凌晨 3 點到 5 點，稱為寅時，這個時候是肺經當令，肺經在人體活動最旺。

《黃帝內經‧經脈》以肺經開篇，描述了經脈循行從肺經開始。肺經內絡肺臟，肺的各項功能又需由肺經來正常運行，並作用於體表。

中醫認為肺「主一身之氣」，人體的氣機調節全靠肺臟，經由肺經傳至諸經諸臟疏布周身，因此，人體的氣機是從肺經開始循行的。

凌晨 3 時到 5 時即寅時，是人體從靜到動的轉化時間，也是人體的氣血開始重新分配的時候，而這種重新分配的過程一般要在深度睡眠中來完成。如果這個時候醒來，就說明氣血不足了，是非常不好的。

一些心臟病患者常易於凌晨三、四點發病，是因為此時肺由肺經開始調節全身氣血的分佈，而身體各部對氣血的需求量的增加又會對心臟造成負擔。因此，對心臟功能不太好的中老年人，並不提倡過早起床鍛鍊，而且不能急躁，要慢慢地起床。我們應注意順應氣血的正常調配時間而進行適當的鍛鍊，特別是對於各項身體功能開始走下坡路的中老年人而言，切不可強迫身體，被動地對氣血進行調節會對身體健康造成不利的影響。

卯時：太陽升起之時，天門地門一起開

　　早晨 5 點到 7 點，稱為卯時，大腸經當令，大腸的活動最明顯。這個時候，天基本亮了，古語說「天門」開，而相應的「地戶」（肛門）也宜開，也就是要排便。

　　《黃帝內經》認為：「大腸者，傳導之官變化出焉。」這句話的意思是：大腸的功能是化糟粕，及時將人體內的垃圾清理出體外，減輕大腸的負擔，達到潤腸排毒的養生效果。所以，中老年人要注意調節自己的生理時鐘，每天卯時起床、排便，把它當成每天養生的第一件大事！

　　大腸主津。大腸除了「傳化糟粕」外，還有一個功效是「主津」。津液維持著腸道的水液平衡，相當於腸道的潤滑劑。腸道津液正常，人才能正常排便。如果大腸有熱，大腸內本應留存的液體也會被吸收，腸道缺少津液的潤滑就會乾澀，從而造成排便困難。

　　而中醫講「肺與大腸相表裡」，故大腸的功能失調會影響到肺的功能，而對於患有心臟病的中老年人來說，出現便秘時，應注意防止子盜母氣（**大腸功能失調導致肺氣不足，繼而影響心氣**）而造成「心梗」發作。

　　因此，中老年人要在卯時加強對大腸經的養護，使大腸能夠更好地為我們工作。晨起後可以喝一杯淡鹽水以促進腸道運動，幫助排便。

　　總之，中老年人要根據大腸經的活動時間，把握好最佳的排便時間，使體內更加清爽。

辰時：天地陽氣最旺時，吃了早飯保胃氣

早晨 7 點到 9 點，稱為辰時，是胃經當令的時段，胃的功能活躍，應進食早餐。

辰時，是天地陽氣最旺之時，吃的早飯容易被消化、吸收，吃多了也不會發胖。如果不吃早飯，那麼，胃經當班的時候就相對被閒置，進而到脾經當令時就沒有東西可以轉化成精血輸送分配，脾胃持空運轉，人就會感到頭暈無力。

時下，流行早晨喝蔬果汁等一些生冷食品當作早餐，但寒涼傷胃，早晨日出剛起，陽氣還在生發階段，故對於胃氣逐漸開始衰弱的中老年人應注意吃「熱食」來保護胃氣。所以，中老年朋友為了身體更健康，萬不可匆匆打發早餐，務必做到：早飯，一定要吃飽、吃好！

巳時：脾經正當值，減少思念保長壽

上午 9 點到 11 點，稱為巳時。巳時，脾經在人體活動最旺。脾經活動旺盛，則脾的功能也相對強盛。

《黃帝內經》中指出「脾為後天之本」，主運化，其主要功能是把胃中的食物轉化為氣血精微，並把精微物質輸送到各個臟腑及肌肉腠理當中進而起到濡養的作用，使食物的營養不斷轉化到人體各部，維持生命的健康。

脾主肌肉。脾功能保養得好，食物可以很好地轉化為

營養物質而使肌肉發達、身體強健；對於脾胃之氣易受損傷的中老年人而言，應注特別注意養脾。

脾在志為思，思傷脾。人到中年，兒女多漸漸地離開父母而獨立生活，身為家長的中老年朋友，如過度思念兒女，則易傷脾，而出現身體消瘦乏力、精神不濟等「思傷脾」的表現。

所以上午9點到11點，對於中老年人來說是養護好脾經的最佳時間段，要保持心情愉快，並注意勞逸結合。

午時：短暫休息降心火，神清氣爽

中午11點到下午1點，稱為午時，這個時候氣血流注於心經，就像流水作業一樣，氣血到了心經，心經自然就要接應，所以此時是心經當令。如果心經不暢，午時人體就會有不適反應出現。

《黃帝內經》中曾有「五臟已成，神氣舍心，魂魄畢具，乃成為人」和「諸血者，皆屬於心」的記載，說明只有心的氣、血充盈且不過盛，心才能維持正常的生理功能。午時是人體氣血陰陽交替的關鍵時刻，此時陽氣最亢盛，如果人們能在此時進行午休，可以有效養「心」，讓過旺的心火順利地消減下去，可使下午乃至晚上精力充沛。而午休對於患有高血壓的中老年人來說最為有益。同時，中老年人身體開始逐漸虛弱，午休一會兒可以讓身體進行一下自我調整，協調一下各經絡、臟腑的關係，對恢復自身的元氣大大有益！

未時：小腸經泌別清濁，吸收營養

下午1點到下午3點，稱為未時，是小腸經當令，主吸收。即小腸經的功能強弱主宰著吸收功能的狀態。《黃帝內經》中記載：「小腸者，受盛之官，化物出焉。」意思是小腸主吸收，就是先吸收被脾胃轉化後的水穀精微，再把它分配給各個臟器。

另外，心與小腸相表裡，表就是陽，裡就是陰。陽的一面出了問題，陰的那一面自然也有問題。很多心臟病在最初，常常表現在小腸經上。中老年朋友易患心血管疾病，如每天到下午2點多鐘的時候，就會感到胸悶、心慌、氣短，應該注意心臟的問題。

申時：多做運動，保持青春好活力

下午3點到下午5點，稱為申時，是膀胱經當令的時間。

申時，氣血容易上輸到腦部，這時精力很好，思維活躍，是做事效率最高的時候。同時亦是人體新陳代謝率最高的時候，此時人體的運動能力也達到最高峰，鍛鍊身體不易受傷，可謂是鍛鍊的最佳時間。

膀胱經氣通於膀胱，《黃帝內經》稱膀胱為「州都之官」，具有貯尿、排尿的功能。其功能異常則會出現尿頻、尿急、尿痛、淋漓不盡，甚則小便失禁等表現。

中老年人，特別是高齡老人，常有上述這些膀胱氣化失約、排尿異常的表現，故應注意固護膀胱經之氣而使小便正常。另外，排尿可以帶走我們身體內的垃圾。而在正值膀胱經當令的申時多飲水，可刺激排尿量增加，將體內的廢物排出，以減少中老年人肝腎的負擔。

酉時：飲水散步，讓腎從容地貯藏臟腑的精華

下午 5 點到晚上 7 點，稱為酉時，腎經當令。《黃帝內經》說：「腎者，主蟄，封藏之本，精之處也。」精氣是構成人體的基本物質，也是人體生長發育及各種功能活動的物質基礎，故中醫認為腎為先天之本，其與人的生、長、壯、老、死均密切相關。

如果我們把精、氣、血比作是人體的糧食，那麼腎就像是倉庫。傍晚酉時，氣血流注腎經，此時是人體貯藏精華、調養腎臟的最佳時機。中老年人應注意在這個時段對腎經進行養護。

1. 酉時飲水

在酉時飲水，就可以在身體的排泄高峰（申時）之後，再對腎臟和膀胱進行一次清理，將殘餘的廢物徹底清除，以此大大降低殘留毒素對腎臟和膀胱的危害。

2. 飯後散步

我們常說「飯後走一走，活到九十九」，腎經當令之時正為晚餐時間。因此在酉時飯後散步可充分調動腎之精氣，煉精化氣，聚氣生精，以利實現精滿、血盈、氣足、

神旺的目的。對於「年過四十而陰氣自半」的中老年人尤為適宜。

戌時：快樂起來，看心包經大顯神威護心強身

晚上 7 點到晚上 9 點，稱為戌時，心包經當令。心包是心臟外膜組織，它包裹並護衛著心臟，使其不受外邪侵襲。正如《黃帝內經》中講到的：「諸邪之在於心者，皆在於心之包絡。」

這裡的心之包絡即是心包。外邪侵襲心時，首先會侵襲心包，而心包得病後如不及時救治，易深入傷心。因此，要保養心臟，首先要保護好心包。

戌時，經絡氣血流注心包經，此時陰氣正盛，陽氣將盡，是調養生息的最佳時機，因此應抓住這一寶貴的時間好好護養心包經，使其通暢，更好地保護我們的「君主之官」——心臟。在日常養生中保護心包經的較實用的方法就是按摩經絡穴位。

許多中老年朋友有一個習慣動作，就是拍胸脯，也叫「搏膺」。拍胸脯，其實是在按摩膻中穴，它是心包經上非常重要的穴位。中老年朋友經常按摩這個穴位，可增強自身的免疫力。

亥時：天地歸於安靜，養陰蓄陽在亥時

晚上 9 點到晚上 11 點，稱為亥時，又稱「人定」，

意為夜已較深，人們停止活動。此時是三焦經當令之時。《黃帝內經》中說：「三焦者，中瀆之腑也，水道出焉，屬膀胱，是孤之腑也，是六腑之所與合者。」

三焦有疏通水道、運行水液的作用。三焦通暢，人體陰陽平衡，精力旺盛。三焦水道如不夠通暢，則肺、脾、腎等輸布調節水液的功能便會下降，出現上焦容易胸悶氣短、心悸咳喘，中焦容易脾胃脹痛、不思飲食，下焦容易水腫等現象。

那麼，對於亥時養生都應注意些什麼呢？

1. 心情平靜

亥時是細胞修復生長的關鍵時間，中老年人應在此時收藏興奮，保持心境平和。睡前做到不生氣、不狂喜、不大悲，給身體的休養生息提供一個良好穩定的內環境。

2. 及時入睡

亥時三焦可通百脈，因此，在亥時睡眠，百脈可以得到較好的休養生息，而有益於身體功能的恢復，保持身體健康。研究發現，很多的百歲老人，都有在亥時左右睡覺的特點。因此對於注重健康養生的中老年朋友來說，應注意關注亥時的三焦經，記住及時入睡。

3. 睡前少喝水

亥時氣血流至三焦經，而三焦經主持諸氣，且有疏通水道、運行水液的作用。

亥時陰氣極盛，睡前應少喝水，特別是對於水液代謝功能下降的中老年人來說更應注意，防止大量的水液攝入造成三焦經的負擔而產生水腫。

◀第四章▶
《黃帝內經》中的四季養生

四季調神大論

　　《黃帝內經》指出：「夫四時陰陽者，萬物之根本也。所以，聖人春夏養陽，秋冬養陰，以從其根……」

　　意思是說，四時陰陽是萬物的根本，也是萬物的始終。世上萬物的興衰與生死，與四時陰陽息息相關。人是萬物之靈，特別是中老年人，更應該懂得「從四時陰陽」的重要性。尊重自然的規律，就是尊重萬物的根本。

　　正如《靈樞・邪客》所言：「人與天地相應。」人的活動，要「順時攝養」，按照一年四季時節的不同來養形調神，順應天時的變化。這是聰明之舉，也是聖人之舉。

　　「唯聖人從之，故身無奇病，萬物不失，生氣不竭。」聖人能「道法自然」，以自然生而生，以自然長而長，以自然收而收，以自然藏而藏；與自然共沉浮，與萬物同興衰；沒有痛，沒有病，沒有災，沒有害！

　　古人對四季變化比較敏感，同時也很遵循自然規律，所以壽命比較長；現代人對於四季的變化領悟較少，對四季的適應也非常不科學。比如夏天開著過冷的空調，而冬天則穿著過於單薄等，這都是違背自然規律的，對健康很

《黃帝內經》和《本草綱目》的中老年養生秘方

不利。聖人「得道」，得的就是這個「道」！

春夏養陽，秋冬養陰

《黃帝內經》中有：「聖人春夏養陽，秋冬養陰。」根據四時陰陽變化的規律來養生，才能長壽。

春生夏長，春夏之時自然界陽氣升發，萬物生機盎然，這時人體應該順應自然界變化規律而充養、保護體內陽氣，使其充沛並不斷的旺盛起來。

因此，在春夏兩季中，老年人應儘量避免所有損耗陽氣及阻礙陽氣的情況發生，也就是我們常說的春夏養生氣、養長氣，以適應自然界陽氣的漸生而旺的規律。不應宣洩太過或內寒太甚而傷了陽氣，從而為日後體內陽氣的潛陰氣盛打下基礎，存儲陽氣以維持中老年人身體各項生理活動的正常運作。

秋收冬藏，時至秋令，自然界陽氣漸收，陰氣漸長，至冬天時陰氣盛極。秋冬之時，萬物斂藏，中老年人應順應自然界的收藏之勢，收藏陰精，使內聚精氣，潤養五臟，抗病延年。

也就是我們常說的秋冬養收氣、養藏氣，均是順應了自然界陰氣漸生而旺的規律，為來年陽氣生發打下良好基礎，而在此階段不應耗損陰精之氣。但若是陰陽偏生或偏衰的體質，則應該區分對待。

素體陽虛的人應「冬病夏養」，也就是在春夏之時培補陽氣，這比冬季發病時再予以熱藥治療效果要明顯；而

對於素體陰虛的中老年人則可「夏病冬養」，於秋冬之際予以滋補肝腎之陰的藥物以減輕春夏發病程度。

總之，要懂得順應自然界的變化規律，春夏養陽，秋冬養陰，調養身體以防百病叢生。

春三月之養生論

《黃帝內經》說：「春三月，此為發陳。天地俱生，萬物以榮，夜臥早起，廣步於庭，披髮緩形，以使志生。」

這句話的意思是說：春季的三個月，是發散陳舊的時間。天地一派生氣，萬物復甦。應該早睡早起，閒庭信步，披散頭髮，緩慢行走，這樣就能夠調節精神。

「一年之計在於春」。春天裡，萬物復甦，草木蔥蘢，百花盛開，百鳥爭鳴，自然界的陽氣漸漸十分洪盛，到處是一片生機，一股生氣，一派朝氣。朋友們，此時您體內的生命細胞因天氣的溫和也開始活躍起來了。所以，大家應該不入夜即睡，清晨即起，多散步，多吸一吸春的陽氣、晨的精氣、天的靈氣、地的清氣。

春季養生，要順應春天陽氣生發、萬物始生的特點，注意保護陽氣，著眼於一個「生」字。按五行屬性，春屬木，與肝相應。肝的生理特點是主疏洩，在志為怒，惡抑鬱而喜調達。

因此，千萬要記住，春天養生，要力戒暴怒，更忌情懷憂鬱。要心胸開闊，樂觀向上，保持心境愉悅！要珍惜春季大自然「發陳」之時，借陽氣上升，萬物萌生，人體

新陳代謝旺盛之機，透過適當的調攝，使春陽之氣得以宣達，代謝功能得以正常運行。

另外，初春時節，天氣乍寒乍暖，由於人體腠理開始變得疏鬆，對寒邪的抵抗能力有所減弱，還要注意不宜立即脫去棉服。特別是年老體弱者，換裝尤宜審慎，不可驟減。

《千金要方》主張春時衣著宜「下厚上薄」，《老老恆言》亦云：「春凍半泮，下體寧過於暖，上體無妨略減，所以養陽之生氣。」就是說，為了養住陽氣，春天換裝不必焦急，先減上衣，後減褲子，下身暖一點沒關係。

夏三月之養長論

《黃帝內經》說：「夏三月，此為蕃秀。天地氣交，萬物華實，夜臥早起，無厭於日，使志勿怒，使華英成秀，使氣得洩，若所愛在外，此夏氣之應，養長之道也。」

夏季是「長」的季節。夏季，天地萬物，繁茂秀美。此時，天陽下逼，地熱上騰，天地之氣相交，陰陽之氣相合，植物開始結實，長勢旺盛。夏三月為陽氣極盛，此時人體的新陳代謝非常旺盛，因此中老年人應晚睡而早起，保持愉快的心情，讓內斂的氣機得到疏洩，以適應夏季氣候變化，頤養禾壽。

夏季養生應注意適應夏季時令變化特徵來進行「養長」。按照五行屬性，夏屬火，與心相對應，因此夏天如果心氣沒有養足的話，就容易傷心氣，進而影響下一個季節——「秋收」後的正常生理功能。

夏季陽氣太盛，天氣炎熱，而這個時候既要讓陽氣升發，又要注意不讓陽氣過度外散，因此應注意防止「中暑」。

中老年人體質較弱，且常患有心血管疾病等一些慢性病，所以中老年人更易在高溫季節中暑，嚴重時甚至會導致死亡。所以建議中老年人在氣溫超過37℃時應儘可能待在相對涼爽的屋子裡。在一天中氣溫最高的午後，最好能去涼爽宜人的房間中睡1小時左右的午覺；晚間也不要因貪圖涼爽而過遲就寢，最好能在11點前就寢。

但夏季我們除了強調避暑之外，也應注意到夏熱之利，即疏洩。應合理地利用夏熱以接納陽氣，適當地出汗以利疏洩。疏洩還有「空位」的作用。清空了沒用的東西才可以有效地進補。

中老年人的皮膚汗腺萎縮，循環系統功能衰退，汗出不暢，陽氣不易向外升發，故應在體力允許的情況下，適當運動以利出汗，「使氣的洩」為秋冬進補讓位。較為適宜中老年人在夏季進行的運動是散步和打太極等有氧運動，運動的時間以溫度相對涼爽的清晨為宜。

秋三月之養收論

《黃帝內經》說：「秋三月，此謂容平，天氣以急，地氣以明，早臥早起，與雞俱興，使志安寧，以緩秋刑。」

這段話的意思是：秋天的三個月，是萬物成熟和平靜收斂的季節。天色澄清，風力強勁。應該早睡早起，和打鳴的雞一起早起，這樣就能神氣安定，緩和秋天氣候的變化。

秋三月處於承上啟下的階段，也是陽消陰長的過渡階段，人體的陽氣也開始逐漸內收，此時中老年人應收斂神氣以使之與秋季的容平相適應，不可神志張揚，應保持肺氣清寧。

秋季養生應注意適應其時令變化特徵來進行「養收」。按照五行屬性，秋屬金，與肺相對應，因此如果違逆了秋收之氣，就會傷及肺臟，導致提供給冬藏之氣不足，故而冬天就容易發生飧洩疾患。

秋季無論從時令特點還是氣候變化而言，燥氣都是一個「主旋律」。「燥」從火，燥邪侵襲人體之時，可以從「水」的角度進行治療，以白蘿蔔、雪梨等滋陰之品飲食調養來抵禦「燥氣」，從而達到「燥則潤之」的效果。

「年過四十而陰氣自半」，故中老年人常見陽氣有餘而陰氣不足的體質，因此在秋季更應強調滋陰潤燥，忌食峻補之品。

秋季是氣候由熱轉涼的時候，人體肌表亦處於疏洩與緻密交替之際。此時，陰氣初生而未盛、陽氣始減而未衰，氣溫開始逐漸下降，人體陽氣也開始收斂。中老年人此時適當地接受一些冷空氣的刺激不但有利於肌表之緻密，而且還能增強應激和耐寒能力，即我們常說「秋凍」。而對於抵抗力稍差的中老年人而言，「秋凍」更是有利於提高免疫力的良法。

冬三月之養藏論

《黃帝內經》說：「冬三月，此為閉藏。水冰地坼，

勿擾乎陽，早臥晚起，必待日光，使志若伏若匿，若有私意，若已有得，去寒就溫，無洩皮膚，使氣亟奪。」

這段話的意思是：冬天是收藏的季節，河水都凝結成冰，所以在養生方面不要攪擾陽氣。要早睡晚起，等到太陽出來後起床，情緒要儘量平和。要注意保暖，不要使皮膚暴露在寒冷的空氣下，使人體陽氣受損。

冬季三月，從養生角度來說，應為閉藏，是因為春天的生發之氣所必須，所以冬天要關閉所有的氣機進行收藏。而在這個階段，人也要顧及陽氣的閉藏，中老年人應注意「早臥晚起」，以養陽氣、固陰精，使陽氣閉藏於身體之內。

中老年朋友要節動靜，別使皮膚開洩、陽氣散失。這是一種與冬天陽氣潛伏相應，培養藏氣的方法。如果違反了冬日陽藏之氣，就會損傷腎臟，使提供春生之氣的條件減少，春天便會發生痿證和厥證。

冬季為進補的良好時機。《易經》中有「冬至陽生」的說法，即節氣運行到冬至這一天，陰極陽生，此時人體內陽氣蓬勃生發，最易吸收外來的營養，而發揮其滋補功效，因此在冬至這一天進補最為適宜。

同時因為冬季陽氣內收體內，而對於厚味之品較易消化吸收，因此對於患有慢性病又屬陽虛體質的中老年人需要長時間進補，多從立冬開始直至立春。所用補品，應根據身體的具體情況而定，例如冬天常有畏寒、手足冰冷情況出現的中老年朋友，可在冬至後適當食用羊肉湯等溫補的食物。

◀第五章▶
《黃帝內經》
中的24節氣養生法

立 春

　　立春是每年公曆 2 月 3 日至 2 月 5 日，是一年中的第一個節氣。鳥語花香、春光明媚的日子即將到來，寒冷的冬天即將結束。立春之時，陽氣開始生發，陰氣開始內收。此時養生要順應春天陽氣生發、萬物始生的特點，注意保護陽氣。從立春開始正式進入春季，應充分利用大自然「發陳」之時，借陽氣上升、萬物萌生、人體新陳代謝旺盛之際，透過適當的調理，使春陽之氣宣達，代謝功能得以正常運行。

　　春季氣候變化較大，天氣忽冷忽暖，由於人體皮膚腠理逐漸變得疏鬆，對寒邪的抵抗能力有所減弱，所以，立春之際不宜急於脫掉棉服，尤其是體質虛弱的中老年朋友換裝更要注意不可驟減。

　　立春時節，人體氣血亦如自然界一樣需要舒展調達，因此中老年人應夜臥早起，鬆緩衣帶，舒展形體，積極活動，克服倦懶思睡的狀態，而達到身心和諧，精力充沛。

　　立春時節的進補應該遵循春季養生的飲食規律，要吃些養肝的、助陽的食物，如羊肉、韭菜、香椿等。

雨 水

　　每年公曆 2 月 18 日左右，為雨水節氣，是一年中的第二個節氣。雨水前後空氣濕潤而不燥熱，此時又不燥熱，正是養生的好時機，調養則當首先調養脾胃。

　　《黃帝內經》中說，脾胃為「後天之本」「氣血生化之源」。明代醫家張景岳提出：「土氣為萬物之源，胃氣為養生之主。」脾胃功能健全，則人體營養吸收充分；反之則營養缺乏，體質下降。

　　現代研究也表明，調養好了脾胃有助於提高免疫力，抗衰老。對於中老年人老說調養脾胃的方法很多，但需要根據個人的身體情況不同而選擇飲食調節或者藥物調養，同時也要注意起居勞逸及精神調攝，不妄勞作，以養元氣。

　　雨水期間，北方很多地區冷空氣活動仍很頻繁，天氣忽冷忽暖，變化多端。

　　古人根據春季氣候的變化特點而提出的穿衣方面的養生原則，「春捂」是非常有道理的。而這種變化不定的氣候對於中老年人的影響則更為明顯，容易引起情緒波動，乃至心神不安，影響身體健康，對患有高血壓、心臟病、哮喘等病的患者更是不利。故應積極採取精神調攝養生鍛鍊法以趨利避害。

　　雨水時節氣候變化無常，易使人舊病復發，新病誘發。所以，中醫學認為，雨水時節的進補應該以輕鬆疏散

《黃帝內經》和《本草綱目》的中老年養生秘方

之品為宜，而厚味、滋膩之品則為所忌。

此時應選用一些既有營養又發散的食物以起到養生預防的作用，體質虛弱的中老年人則要注意選擇平補、清補的飲食，如山藥、蓮子、芝麻、燕窩、銀耳等。

驚 蟄

驚蟄一般在每年公曆的 3 月 6 日左右開始，是一年中的第三個節氣。此時天氣轉暖，春雷初響，驚醒了蟄伏在泥土中冬眠的各種昆蟲，過冬蟲卵開始卵化。

這段時間，江南的「倒春寒」現象要一直延續到驚蟄的最後幾天，而北方寒冷的氣候還要更長一些，所以仍需「春捂」，尤其是中老年人，在此節氣中不要因為天氣轉暖而減少衣被。增減衣被需隨氣候冷暖而增減。

此時肝氣旺盛，中老年人易動怒，要注意精神情緒和神志調攝，不妄動肝火，以免肝氣升騰太過而易患中風、眩暈等疾病。

驚蟄節氣，萬物復甦，人精神飽滿。從養生角度看，應適當地增加甜味食物的攝入。正如《攝生消息論》指出的那樣：「當春之時，食味宜減酸益甘，以養脾氣。」所以驚蟄時節的飲食應「減酸益甘」以加強脾胃功能，而抗禦肝氣的侵犯。

這樣說，是因為《黃帝內經》中有「春三月，此謂發陳，天地俱生，萬物以榮……逆之則傷肝」和「肝者，將軍之官」的記載。肝氣過旺，橫逆犯脾，就會引起脾臟病

變，因此要防患於未然，脾未病時先行養脾。

　　就蔬菜來說，可選擇如洋蔥、胡蘿蔔、大白菜等帶甜味的蔬菜。同時，中老年人養生還應根據陰虛、痰濕、血瘀等不同的體質差異而選擇不同飲食調養。

春　分

　　春分在每年公曆的 3 月 21 日前後，是第四個節氣。由於平分了晝夜、寒暑，中老年人在保健養生時應注意保持人體的陰陽平衡。正如《內經》中說：「謹察陰陽所在而調之，以平為期。」

　　在起居方面，春分這一天要適當鍛鍊、定時睡眠、定量用餐，有目的地進行調養。同時，春分時節，暖濕氣流活躍，冷空氣活動頻繁，陰雨天氣較多，將居室安排得舒適有序，可以調節中老年人的精神以解疲乏，怡情志，而有益身心的健康。

　　春分時節的飲食調養，中老年人應當根據自己的實際情況選擇能夠保持機體功能協調平衡的膳食，避開偏熱、偏寒、偏升、偏降的飲食誤區，如在烹調魚、蝦、蟹等寒性食物時，其原則必佐以蔥、薑、酒、醋類溫性調料，使得菜餚的性味變得溫和，食後脾胃才能健康；又如在食用韭菜、大蒜、木瓜等助陽類菜餚時常配以木耳、白菜等滋陰之品，以達到全面補養的目的。

　　在心理上中老年人要保持輕鬆愉快、樂觀向上的精神狀態。

清　明

清明是每年公曆 4 月 4 日或 4 月 5 日，是第五個節氣。清明，乃天清地明之意。在這個時節，雨水增多，空氣潮濕。

在這個節氣中，人最好不要在家中坐臥太久。應有規律地早睡早起，切忌熬夜。熬夜太晚，往往會影響第二天的精力，並且會擾亂人的生物鐘，造成神經功能紊亂。

清明節氣，桃花初綻，楊柳泛青。清明，又稱「寒食節」，習俗為不動灶火，忌食熱食。就中醫養生來講，清明節氣是中老年朋友高血壓的易發期。應針對高血壓陰陽失調、本虛標實的病理，以調和陰陽、扶助正氣為大法，採用綜合調養的方法，疏洩肝木，涵養腎水；減輕和消除異常情志反應，移情易性，保持心情舒暢，這就是《黃帝內經》中所講的人應「以恬淡為務，以自得為功」；同時中老年朋友調攝飲食時，需注意要定時定量，不要暴飲暴食；形體肥胖的中老年朋友，須減少甜食，限制熱量攝入，低鹽飲食，適當增加鉀的攝入，多食瓜果蔬菜，例如香蕉、芹菜、蓮藕、冬瓜、黃瓜等。

穀　雨

每年公曆 4 月 20 日前後是穀雨節氣，是春天的最後一個節氣，氣溫升高，降水多，做好穀雨養生對順利過渡

到夏季有重要意義。而調攝養生離不開自然環境變化，由人體內部的調節使內環境與外環境的變化相適應，正如《黃帝內經》所說：「人以天地之氣生，四時之法成。」

穀雨時節降雨多，空氣潮濕，容易濕邪為患，造成中老年朋友胃口不佳、身體困重、頭重如裹、關節肌肉酸重；如已患風濕性關節炎等關節疾病的中老年人，易在該節氣誘發，因此要注意除濕。

穀雨還是神經痛的發病期，表現為肋間神經痛、坐骨神經痛、三叉神經痛等。《內經》言：「肝病者，兩脅下痛引少腹。」故預防神經痛應注意疏肝理氣，避免情緒波動，特別是不要生氣。

穀雨到來，天氣也漸熱。中午氣溫較高，但早晚氣溫仍較低，早晚時要適當加穿衣服，注意切勿大汗後吹風，以防感冒；過敏體質的人外出時還要預防花粉過敏，預防過敏性鼻炎、過敏性哮喘等病的發作。

穀雨時節在起居方面應注意早起，不可過汗，以調養臟氣。要常常保持心情舒暢、心胸寬廣，多聽音樂，可以進行釣魚、春遊、太極拳、散步等一些舒緩的運動，遇事不要憂愁焦慮，最忌大動肝火。

穀雨時節人體的消化功能處於旺盛時期，因此是補養的佳時，但不能像冬天那樣進補，而應適當食用一些如羊肉、大棗、牛肉、雞蛋、章魚、藕、胡蘿蔔、桂圓、葡萄、榛子、花生、黃豆、豬心、豬肝、牛肝、羊脛骨和脊骨、雞肝、雞肉等具有補血益氣功效的食物，為安度炎熱的盛夏打下基礎。

中老年朋友們應注意：過了穀雨便意味著春季快過去了，按照中醫「春養肝」的觀點，要抓緊時機調理肝血。此時的食療要點重在清肝明目。而在眾多的蔬菜之中，最適宜養肝的是菠菜。因為菠菜性甘涼，能夠補血止血、利五臟、通血脈、滋陰平肝、清理腸胃熱毒，能夠起到良好的清肝養肝的目的。

立　夏

每年公曆 5 月 6 日前後是立夏，在天文學上，立夏表示即將告別春天，是夏天的開始。人們習慣上把立夏當作是溫度明顯升高，炎暑將臨，雷雨增多的一個重要節氣，而這時氣溫漸升，萬物生發。而心交於夏，盛於熱，旺於暑，心陽在夏季最為旺盛，功能最強，故立夏之養，應當及其專「心」，儘量保證氣血通暢，以保護心陽。正如《黃帝內經》中所說：「心者，生之本，神之變也……為陽中之太陽，通於夏氣。」

立夏中人們常常穿得過於單薄，因此，即使體健的中老年人也要謹防外感，一旦患病不可發汗過度，以免汗多傷心。中老年人還要注意情緒保養，以防心臟病發作。所以立夏之季，情宜開懷，安閒自樂，切忌大喜大悲，損傷心臟。

立夏之後，人體的新陳代謝變得活躍起來，室外活動開始增多，活動量增大，加之夏季晝長夜短，故應做好作息時間的安排，以適應夏熱的氣候，順應晝長夜短的規

律。此時中老年人應當適當午睡，因午睡對保障身體健康、減少某些疾病的發生起著關鍵的作用。研究表明，午睡可以預防冠心病，減少心肌梗塞的發生。

小　滿

　　小滿，每年公曆 5 月 21 日前後，是一年中的第八個節氣，太陽到達黃經 60°時。我國古代將小滿分為三候：「一候苦菜秀，二候靡草死，三候麥秋至。」小滿節氣，苦菜枝葉繁茂，陰枝、細草枯死，麥子始熟。

　　小滿時節高溫多雨，天氣悶熱潮濕，中醫稱之為「濕邪」，《黃帝內經》認為五臟中脾「喜燥惡濕」，受「濕邪」的影響最大。濕邪侵襲人體會影響脾胃的正常運化功能而出現食慾不振、腹脹、腹瀉等消化功能減退的症狀，還常伴有精神委靡、嗜睡、身體乏力酸重、舌苔白膩或黃膩等症狀，均屬「濕邪中阻」的範疇。因此，小滿節氣中老年人養生應注意以健脾化濕為主。

　　小滿時節飲食中應適當多食甘涼或甘寒。但還要注意，因苦味食物能瀉痢，所以不宜多食。「小滿」之際氣溫明顯增高，雨量增多，但早晚仍較涼，晝夜溫差較大，尤其是降雨後氣溫下降更明顯，所以不要過於貪涼，以免引發風濕症、濕疹等皮膚疾病。

　　人體在夏天消耗大量水分，應注意清熱生津止渴；小滿暑濕很重，所以應在起居方面注意適時添加衣服，尤其是晚上睡覺時，要注意避免著涼受風而患感冒。小滿日長

夜短，所以我們要晚睡早起，但要保證 7 小時以上的睡眠時間，這樣才能保持身體健康。

小滿時節氣溫炎熱，人們常常因為吃冷飲過多而導致濕氣易侵入體內。水濕困脾，就引起脾胃疾病，引起食慾不振等。因此，夏天要常吃利水滲濕的食物，如赤小豆、薏苡仁、綠豆、冬瓜等；忌食膏粱厚味、甘肥滋膩、生濕助濕的食物，如動物脂肪、海腥魚類、酸澀辛辣、性屬溫熱助火之品及油煎燻烤之物。

小滿時節不但要去脾濕，還要養胃陰。因為夏季炎熱，使得人體水分減少，胃液的分泌也相對受影響，因此補充胃液是非常重要的，可以多補充一些湯、羹、汁類的食物，清淡而又能促進食慾，這樣才能達到養生保健的目的。

小滿時節中老年人還要注意情志方面的保養，因小滿時氣溫升高，陽光較強，人們易感到煩躁不安，此時要調適心情，保持心情舒暢。

不要讓情緒波動太大，這樣會引發中老年朋友的心腦血管疾病，多參加一些修身養性的活動。千萬注意不要做過於劇烈的運動，避免大汗淋漓，耗傷人體正氣。

芒 種

芒種為每年公曆 6 月 5 日前後，是一年中的第九個節氣。這個時候，人體中的陽氣最易發散，體內剩下陰寒，《黃帝內經》中指出「陰勝則陽病」，所以，此時應注意

保護陽氣，以免因體內陽氣不足導致陰盛致病。因此，芒種養生，中老年朋友應注意少喝涼飲，避免體內陰寒之氣過盛。

芒種與端午節的日期很近，因此民間有「未食端午粽，破裘不可送」的說法。這是要告訴人們，端午節沒過，禦寒的衣服不要脫去，以免受寒。

在南方有這樣的說法：「芒種夏至天，走路要人牽；牽的要人拉，拉的要人推。」這句諺語反應了夏天人們的通病——懶散。

主要是因為夏季氣溫升高，空氣中的濕度增加，體內的汗液無法通暢地發散出來，使人體濕熱之氣過重，所以人感到四肢睏倦，委靡不振。因此，芒種節氣裡要注意健身健體，避免季節性疾病和傳染病的發生，如中暑、水痘、腮腺炎等。

芒種時節人體新陳代謝旺盛，汗易外洩，耗氣傷津，所以宜多吃具有祛暑益氣、生津止渴的飲食。

中老年人因機體功能減退，熱天消化液分泌減少，心腦血管有不同程度的硬化，故飲食調養以清補為主，如各種夏季的時令新鮮蔬菜和水果，如茄子、草莓、杏、荔枝、桃子、李子；同時，還應輔以清暑解熱、護胃益脾和具有降壓、降脂作用的食品，切忌過鹹、過甜。

夏　至

夏至為每年公曆 6 月 21 日前後，是第十個節氣，太

陽直射北迴歸線，是北半球一年中白晝最長的一天。此時養生，要順應夏季陽盛於外的特點，注意保護陽氣。

在日常作息方面，夏至時節應該晚睡早起，這樣能夠保持較多的日常活動，使人體陽氣得到完全的舒展。應該注意的是，夏季炎熱，過多的體育運動會導致出汗太多，令人頭昏胸悶，心悸口渴，噁心甚至昏迷。所以工作和運動應避開烈日熾熱之時，加強防護。

合理的午睡也是夏至時節所必須的，不但能夠避免午日的炎熱，也能更好的消除疲勞。每日溫水洗澡也是值得提倡的健身措施，不僅可以洗掉汗水、污垢，使皮膚清潔涼爽消暑防病，而且能起到鍛鍊身體的目的。

這是因為溫水能夠使皮膚血管擴張，加快血液循環，改善肌膚和組織的營養，降低肌肉張力，消除疲勞，改善睡眠，增強抵抗力。還有中老年人特別需要注意的是，夏天在睡眠時不宜吹風扇，也不宜開著溫度很低的空調，免得著涼，感受風寒的邪氣。

夏至不宜進行大量的運動，但是在清晨或傍晚天氣較涼爽時進行一些鍛鍊還是非常必要的，場地宜選擇在河湖水邊、公園、庭院等空氣新鮮的地方，也可以去森林、海濱地區療養、度假。運動鍛鍊應選擇輕鬆舒緩的項目，如散步、慢跑、太極拳、廣播操等。注意運動的幅度不要過大，不要出汗過多，否則容易損傷人體的津液，也同時損傷了人體的陽氣。如果出汗過多，要及時補充人體的鹽分和水分，可適當飲用淡鹽開水或綠豆鹽水湯，但注意不要飲用涼開水，更不能立即用冷水沖頭、淋浴，否則會引起

各種身體不適。

夏至是火熱的季節，五行屬火，在臟屬心，因此夏至是中老年人調養心臟的時節。因為味苦之物能助心氣而制肺氣，所以夏至時節中老年人應該多吃苦的食物，如苦瓜。很多綠葉蔬菜都有一定的苦味，可以多吃。夏季又是多汗的季節，出汗多，則鹽分損失也多，若心肌缺鹽，心臟搏動就會出現失常，因此中老年人適當增加鹽分的攝入也是非常必要的。

《黃帝內經》曰：「心主夏……心苦緩，急食酸以收之……心欲耎，急食鹹以耎之，用鹹補之，甘瀉之。」就是說臟氣喜好柔軟，所以用鹹的食物可以使臟氣變得柔軟。

夏至陰氣伏在臟腑內，所以中老年人飲食不可過寒，不宜多吃雪糕、涼粉、冷粥等，免得損傷腎臟。西瓜、綠豆湯、烏梅小豆湯雖為解渴消暑之佳品，但要在常溫時吃，不宜吃冰鎮過的，免得過寒傷胃。

夏至時因為氣候炎熱，所以人的食慾也隨之下降，所以中老年人應該多吃些清淡的食物以養護脾胃，不宜選擇肥甘厚味，宜多食雜糧以寒其體，不宜過食熱性食物，以免化熱生風，激發疔瘡之疾。

小　暑

小暑為公曆 7 月 7 日左右，是第十一個節氣。農諺：「小暑交大暑，熱的無處躲。」小暑天太陽黃經為 105°。

天氣已經很熱，但還不到最熱的時候，所以叫小暑。

小暑時節氣溫高，濕氣大。戶外的許多木椅因久置露天，露打雨淋，含水分多，看上去是乾的，但一經日曬，隨溫度升高，潮氣就會向外發散。人體久坐易誘發痔瘡、風濕和關節炎等疾病。因此應特別注意，尤其對於膝理疏鬆、易受外邪侵襲的中老年人更是如此。另外，一年中最熱的天氣來了，而陰氣也在這時候開始生長，所以中老年人不能過於貪涼，而應適當使身體排汗降溫，這樣也可排出體內的一些毒素，對身體非常有益。

小暑是消化道疾病的多發季節，中老年朋友脾胃的消化、吸收和運化功能有所減退，故在飲食調養上，要以適量為宜，改變飲食不節的不良習慣。以免因飲食不適而導致飲食阻滯，出現脘腹脹滿、泛酸、厭食、吐瀉等食傷脾胃之病。

正如《素問・痹論篇》曰：「飲食自倍，腸胃乃傷。」同時在飲食養生方面中老年人還要注意飲食全面均衡，因為要保證機體健康，以抵抗炎熱的侵襲，就必須全面攝取各種營養物質，而飲食偏嗜會造成人體的健康失衡，如多食生冷寒涼，可損傷脾胃陽氣，因寒濕內生導致腹痛洩瀉，偏食辛溫燥熱，可使胃腸積熱，出現口渴，腹滿脹痛，便秘最終導致痔瘡。

如果中老年人長期嗜好某種食物，就會使臟腑功能偏盛偏衰，久而久之可損傷內臟而發生疾病。中老年人此時應多吃冬瓜、西瓜等清熱利水的蔬果，忌食辣椒、羊肉等辛辣、大熱的食物。

大暑

　　大暑為每年公曆 7 月 22 日前後。此時正值中伏前後，高溫酷熱，酷暑多雨，暑濕之氣容易乘虛而入，且暑氣逼人，心氣易於虧耗，對於一些體弱的中老年朋友來說，這是一個非常難熬的節氣，很容易出現中暑和腹瀉。如果中老年朋友出現全身明顯乏力、頭昏、心悸、胸悶、注意力不集中、大量出汗、四肢麻木、口渴、噁心等症狀時，就要注意了，很可能就是發生了中暑。要到通風處休息，喝些淡鹽水或綠豆湯、西瓜汁、酸梅湯等。

　　另外，《黃帝內經》中有「長夏善病洞洩寒中」的記載，「洞洩」指的是拉肚子，而「寒中」是指脾胃受涼了，也就是此時人體易因脾胃受寒而發生洩瀉。因此，大暑時節要積極預防中暑和腹瀉，避免在烈日下停留；合理安排工作，注意勞逸結合；保證足夠的休息時間；講究飲食衛生；忌過食寒涼食物。

　　有些中成藥對於中暑和因受涼引發的脾胃不和有很好的預防及治療作用，如藿香正氣水、十滴水等，可以適當地服用。

　　大暑是一年中陽氣最盛的時節，養生保健中常有「冬病夏治」之說，意思是那些冬季發作的慢性疾病，如慢性支氣管炎、肺氣腫、支氣管哮喘、腹瀉、風濕痺證等陽虛證，大暑時節是最佳的治療時機。

　　大暑時節炎熱多濕，中老年朋友飲食上要做到三多：

1. 適量多吃各種瓜

冬瓜利尿消炎、清熱解毒，還可以醒酒、減肥；苦瓜含有獨特的苦瓜苷，暑天食後可祛暑清心，對濕熱痢疾、嘔吐腹瀉及尿血等症有較好的效果；黃瓜的細纖維素對腸道中腐敗食物的排出和降低膽固醇有一定的作用；西瓜可以起到生津止渴、祛暑利水的作用。

2. 多吃涼性蔬菜

這個時節蔬菜除南瓜屬溫性外，苦瓜、絲瓜、黃瓜、菜瓜、番茄、茄子、芹菜、生菜等均屬涼性蔬菜。

3. 多吃苦味食品

暑熱之際心火易亢，苦味能洩暑熱去暑濕，適當吃些苦味食品能恢復腸胃納運功能，增進食慾。

立 秋

立秋時值公曆 8 月 7 日前後。曆書曰：「斗指西南維為立秋，陰意出地始殺萬物，按秋訓示，穀熟也。」從這一天開始，天高氣爽，月朗風清，氣溫逐漸下降，預示著秋天的到來。

在情緒方面，立秋中老年人要注意安神定志，使心情保持舒暢，切忌悲憂傷感，即使遇到傷感的事，也應主動予以排解，以避肅殺之氣。可以多到自然界中去體會秋高氣爽的境界，這對心情的平定有著很大的幫助。

在作息方面，立秋時節中老年人應該做到早睡早起。早睡可以使陽氣得到更好的收斂，早起則使肺氣得以舒

展，同時也能防止陽氣收斂太過而出現疾病。立秋乃初秋之季，暑熱未盡，雖有涼風時至，但天氣變化無常，要靈活增減衣服。

在飲食方面，中老年人立秋應該多吃酸的食物。《素問‧臟氣法時論》說：「肺主秋……肺收斂，急食酸以收之，用酸補之，辛瀉之。」可見酸味能夠收斂肺氣，辛味能夠發散肺氣，秋天是收斂的季節，所以要儘量少吃蔥、薑等辛辣的食物，適當多食酸味果蔬。同時立秋的天氣比較乾燥，所以吃一些滋陰的食物也是非常必要的，如冬瓜、生地等。

由於立秋的天氣已經逐漸涼爽，所以此時是運動的好時節，每個中老年人可根據自己的具體情況選擇不同的鍛鍊項目，可以選擇一些運動量較大的項目，如登山、郊遊等，既可以陶冶情操，也能夠領略大自然的美景，同時還增強了體質，真可謂一舉多得。

處　暑

處暑在每年陽曆的 8 月 23 日前後，是第十四個節氣。

處暑時節中老年人不要過早、過多地增加衣服，不要捂得太嚴。俗話說：「春捂秋凍，不得雜病。」處暑之時雖暑氣減去，涼意漸生，但如忽然過多地增置衣物，容易導致汗出過多，使津液耗傷，陽氣外洩。因秋凍是順應了秋天陰精內蓄、陽氣內收的養生需要，是為冬季耐寒在做

準備。適宜的涼爽刺激有助於鍛鍊機體的耐寒能力，提高對外界低溫環境的適應性，以防止感冒。

在處暑時節中老年人要特別注意睡眠的養生。《黃帝內經‧靈樞》中有「天有晝夜，人有臥起」之說，隨著年齡的增加，老年人的氣血陰陽俱虧，會出現晝不精、夜不瞑的少寐現象，對於秋天精氣的收藏也非常不利。如果加強了睡眠的質量，就會使體內的氣血陰陽得到全面的提升，更好地預防各種疾病的發生，使健康全面升級，能夠順利度過越來越冷的氣候。

處暑，氣候較乾燥，夜涼，氣溫仍高。熱能傷津、傷氣，燥盛則消耗津液。

根據「燥則潤之」的原則，中老年朋友應以養陰清熱、潤燥止渴、清心安神的食品為主，如梨、蜂蜜、銀耳、牛奶等食物；同時應適當進補，選用「補而不峻」「防燥不膩」的平補食物，例如南瓜、蓮子、桂圓、黑芝麻、紅棗、核桃、蜂蜜（脾胃虛弱、消化不良者，可以進食具有健補脾胃的蓮子、山藥、扁豆等）。

白　露

每年的陽曆９月７至９月９日為白露。白露是個典型的秋天節氣，從這一天起，露水一天比一天更重，天氣也越來越涼，空氣中的水汽每到夜晚常在樹木花草上凝結成白色的露珠。在這個節氣中，養生最重要的就是要適應逐漸變涼的天氣。

古語說：「白露勿露身，早晚要叮嚀」，意在提醒人們在白露節氣，白天雖然溫和，但早晚已涼，真正的涼爽季節開始了。寒冷的空氣容易導致感冒，誘發哮病的發作，因此對於體質虛弱的中老年朋友來說要特別注意身體的保暖去燥。

秋季氣候乾燥，尤其白露節氣時夏季餘熱還未褪盡，最易燥邪侵體，損傷人體的津液，使人出現口乾、唇乾、鼻乾、咽乾及大便乾結、皮膚乾裂等症狀。

所以，預防秋燥亦是白露節氣中的重要保健內容，中老年人適當地服用一些宣肺化痰、滋陰益氣的中藥，如人參、沙參等，能夠有效地緩解「秋燥」，也可選用一些富含維生素的食品。

此外，白露節氣中海產豐盛，中老年朋友在面對美味誘惑時，要注意飲食調節，有過敏史或支氣管哮喘的中老年人更要特別注意，平時應少吃或不吃魚蝦海鮮、生冷炙燴醃菜，及辛辣酸鹹、肥甘厚膩的食物。

秋　分

秋分為每年陽曆的 9 月 23 日前後，「斗指己為秋分，南北兩半球晝夜均分，又適當秋之半，故名也。」

秋分時節晝夜時間的長短相等，中老年朋友在養生中，也應本著陰陽平衡的規律，使機體保持「陰平陽秘」的原則，按照《素問・至真要大論》中提到：「謹察陰陽之所在，以平為期」，陰陽所在不可出現偏頗。

秋分之後，氣候漸涼，因胃腸道對寒冷的奇蹟非常敏感，如果防護不當，不注意飲食和生活規律，就會引發胃腸道疾病而出現反酸、腹脹、腹瀉等不適症狀，或使原來的胃病加重。因此，對於患有慢性胃炎或胃腸功能相對較多的中老年朋友來說，要特別注意胃部保暖。

秋天是涼爽的季節，因此中老年人可以趁此機會好好地鍛鍊身體。秋天鍛鍊身體，最能夠調節肺氣，預防冬季患感冒。

但時至秋分，人體的生理活動也隨著自然環境的改變而處於「收」的階段，陰精陽氣都處在收斂內養的狀態。所以運動健身也要順應這一原則，才能頂住乾燥的氣候，而慢跑就是最理想的秋季運動之一。

秋分時節仍多發燥症。秋分的「燥」不同於白露的「燥」，秋分的「燥」是涼燥，而白露的「燥」是「溫燥」，所以，在飲食方面要注意多吃一些清潤、溫潤為主的食物，比如芝麻、核桃、糯米等。秋天也是果蔬最為豐富的季節，這都為防止秋燥提供了最好的補品。

在秋分時節，可適當多吃些辛味、酸味、甘潤或具有降肺氣功效的果蔬，特別是白蘿蔔、胡蘿蔔、山楂、雪花梨等。

秋分養生雖然以多吃「辛酸」為主，但也不可吃得太飽太撐，以免造成腸胃積滯。

需要說明的是，有些人本身脾胃虛弱，就要適當少吃水果，以免損傷脾胃。

此外，情緒的調節也顯得非常重要，中老年人要保持

樂觀、神志安寧，收斂神氣，以適應秋天平容之氣；同時還要保持良好的睡眠，這對於情緒的穩定也是非常重要的。

寒　露

寒露為每年公曆的 10 月 9 日前後，在二十四節氣中排列十七，是熱與冷交替的季節。陽氣漸退，陰氣漸生。在這個節氣中，中老年朋友還須注意保養體內的陽氣。

寒露節氣，天氣已涼，氣溫漸低。而我們經常會發現，每到天氣變冷或氣溫驟降時，患心腦血管疾病的人就會增多。研究發現，這與天氣變冷、人們睡眠時間增多有關。故中老年人應早臥早起，以順應陰精的收藏和陽氣的舒達。

俗話說：「金秋之時，燥氣當令。」此時燥邪之氣易侵犯人體而耗傷肺之陰精。中老年朋友如果調養不當，人體會出現咽乾、鼻燥、皮膚乾燥等一系列的秋燥症狀。

所以在寒露時節，中老年朋友的飲食調養應以滋陰潤燥（肺）為宜，可多食用芝麻、糯米、粳米、蜂蜜、乳製品等柔潤食物，同時加食雞、鴨、牛肉、豬肝、魚、蝦、大棗、山藥等以增加體質；少食辛辣之品，如辣椒、生薑、蔥、蒜類，因過食辛辣宜傷人體陰精。

寒露時節，精神調養不容忽視，這樣才能做到《內經》所說的「精神內守，病安從來」。

這個時節因氣候漸冷、日照減少，人的心情常常會受

到環境的影響，變得抑鬱，這時，中老年人就注意曬太陽，吃全麥麵包、香蕉等，喝牛奶，以改善神經系統調節功能。同時，與家人朋友多交流，保持心情愉快，能夠使你更好地度過深秋。

霜　降

　　霜降為每年陽曆 10 月 23 日前後，是秋天的最後一個節氣。在寒冷的北方，每逢霜降時節，空氣中的水汽在夜晚溫度降低時遇到地面上的物體，就會附著於其表面凝結成霜。這是大自然在提醒我們：冬天快要到來了。

　　霜降之時已是深秋之際，氣溫較低。人體的新陳代謝會因為天氣的變冷而變化，身體局部保暖不當，會導致慢性胃病復發、骨關節炎（老寒腿）等疾病的發生。尤其是有消化道潰瘍病史的中老年人，要特別注意自我保養，一定要堅持在醫生的指導下治療，避免服用對胃腸黏膜刺激大的食物和藥物。

　　霜降時節，空氣寒冷乾燥，對《內經》中描述為嬌臟的「肺」傷害尤大，因此也是呼吸道疾病的高發期。所以在這個時節，中老年朋友多吃生津潤燥、宣肺止咳作用的梨、蘋果、橄欖、白果、洋蔥、芥菜、蘿蔔等食物，都有助於我們預防呼吸道疾病。

　　而民間亦有「補冬不如補霜降」的說法。故在飲食養生上還應以滋潤為主而忌耗散，防止秋燥對肺氣的損傷，從而為冬季健康打下基礎。

立 冬

立冬，作為冬季的第一節氣，於每年的公曆 11 月 8 日前後。立冬節氣到來後，草木凋零，蟄蟲伏藏，萬物活動趨向休止，以冬眠狀態養精蓄銳，為來春生機勃發做準備。

立冬後時順進入冬令，而冬季是天寒地凍、萬木凋零、生機潛伏閉藏的季節，人體的陽氣也隨著自然界的轉化而潛藏於內。因此，冬季養生當順應自然界閉藏之規律，以斂陰護陽為根本，起居調養方面要切記「養藏」，這就是《黃帝內經》中所說的「冬三月，此謂閉藏」。故中老年人應早睡晚起，日出而作，保證充足的睡眠，有利於陽氣潛藏，陰精蓄積。

因為氣溫的寒冷，人們常在臥室製備取暖設施，但是在用取暖器的環境中生活，易出現乾燥上火，同時易罹患呼吸系統疾病。因此應注意保持居室內的濕度。

另外，我們還建議中老年朋友在立冬過後於睡前用溫水泡腳，並用力揉搓足心，以起到補腎強身、促進睡眠的效果，並且睡前泡腳還對預防感冒、冠心病、高血壓等多種疾病有調理作用。

在冬季人們應該少食生冷，中老年人可以適當食用一些熱量較高的食品，特別是在北方，可以吃些牛肉、羊肉，但同時也要注意不宜過量地進補，還要要多吃新鮮蔬菜、水果。簡言之，冬至時，在民間有補冬的習俗，而在

實際生活中，立冬日應該注意調養身體的方式和方法。

「立冬」代表著冬季的開始。我國傳統的民間習俗認為，冬季是一年中進補的最佳時機。因為此時自然界中的一切都處於陰盛陽衰、潛藏陽氣、靜待春來的狀態，所以需要透過進補來抵禦冬天的嚴寒。但是，中老年朋友在進補時，需要注意讓腸胃有個適應過程，循序漸進，不可一蹴而就。

具體操作時，可以先用一些性質溫和的食物來燉調整脾胃功能，然後再使用大補之劑。冬季可以食用的溫補性食物很多，例如紅棗牛肉羹、紅糖花生漿等都是不錯的選擇。此外，冬季的早晨或晚間食用熱粥，也是中老年人養生的一個好選擇。如小麥粥可養心除煩，芝麻粥可益精養陰，蘿蔔粥可消食化痰，胡桃粥可養陰固精，茯苓粥可健脾養胃，大棗粥可益氣養血等。

小 雪

小雪為每年公曆的 11 月 22 日前後，小雪到了，冬天也就來臨了。在這個節氣前後，天氣時常是陰冷晦暗的，此時人們不但身體容易受到寒邪的侵襲，心情也會受其影響，變得憂鬱、傷感，甚至灰心喪氣毫無生趣，特別是那些患有抑鬱症的朋友，這種外在環境極易加重他們的病情。所以，在這個節氣裡，患有抑鬱症的中老年朋友們要注意調節自己的心態，多參加戶外活動，保持樂觀，節喜制怒，學會在光照少的日子裡調養自己。

《黃帝內經》中說：「虛邪賊風，避之有時；恬淡虛無，真氣從之，精神內守，病安從來？」又說：「清靜則肉腠閉拒，雖有大風苛毒，弗之能害。」

這是古人從內外兩個方面來說明節氣養生的方法：對外，要順應自然界變化和避免邪氣的侵襲；對內，要謹守虛無，心神寧靜。即思想清淨，暢達情志，使精、氣、神內守而不失散，保持人體型神合一的生理狀態，也是「靜者壽，躁者夭」的最好說明。

小雪時節，萬物生機潛伏閉藏。這時不要擾動陽氣，中老年人在起居上應注意遵循早臥晚起，最好是太陽出來後再起，同時還應避寒就溫，多曬太陽以壯人體陽氣、溫經通脈。

除此之外，飲食調養也不容忽視，在眾多的食物中，此季節最適宜的飲食有：香蕉、芹菜、菠菜、蘆筍、奇異果、牡蠣、橘子、豌豆、黃豆，牛奶等，這些食物富含 B 群維生素，對改善不良情緒及抑鬱症大有裨益。

大　雪

大雪節氣常在 12 月 7 日前後到來，此時黃河流域一帶漸有積雪，北方則呈現萬里雪飄的迷人景觀。

大雪時節，伴隨著溫度降低，大雪紛飛而來時，中老年人摔傷，以及手腕、股骨等處骨折的居多，從預防的角度看，老年人在雪天應減少戶外活動，以防止意外的發生。大雪時節雖需靜養，但也不應足不出戶，更不宜久

坐、貪睡，過分靜養只逸不勞則會出現動靜失調。應在天氣晴朗之日，走出戶外呼吸新鮮空氣，以使身體強健，神清氣爽。

大雪時節，陰氣最盛，但正所謂盛極而衰，故陽氣在此時已經有所萌動但仍不充足。《黃帝內經》說：「陰陽之道，陽密乃固。」此時適度補陽，才能保證身體健康，在後面寒冷的冬季不被疾病侵襲。

中老年人此時補益，應以溫補為主，可食用柔軟甘潤食物，如牛奶、豆漿、雞蛋、魚肉、芝麻、蜂蜜、百合等，忌食燥熱食物，如辣椒、胡椒、大茴香、小茴香等。這些食物除了可以祛寒之外，還可以幫助體內陽氣的萌生儲藏，為來年春天打下基礎。如果經常面色蒼白、四肢乏力、易疲勞和怕冷，可以食用溫熱、熟軟的食物，如豆類、棗、山藥、桂圓肉、南瓜、韭菜、芹菜、栗子、羊肉、雞肉等，忌食黏、乾、硬、生、冷的食物。

冬　至

俗稱「冬節」「長至節」「亞歲」等，為每年公曆 12 月 22 日左右。是北半球全年中白天最短、夜晚最長的一天。從這個節氣開始，人體的生命活動開始由盛轉衰，由動轉靜。

從冬至到小寒、大寒，是最冷的季節，而患有心臟病、高血壓的中老年人會發現，在這一階段，病情常有反覆，患中風的人數則有所增多。由於血液得溫則行，得寒

則凝。所以冬至時節，中老年人的居室應採取防寒保暖措施，及時增加衣被，不要讓體溫過低，外出時注意保護好頭和腳；同時多吃些羊肉、牛肉等禦寒食品，使體內多產生一些熱量。

冬至時節飲食調養要遵循《黃帝內經》和後世醫家提出的「秋冬養陰」「無擾乎陽」「虛者補之，寒者溫之」的養生方法，少食生冷，但也不宜燥熱，過食辛辣只可生陽動火，導致內熱積聚，鬱熱上沖。肥甘厚味易導致飲食不化，聚濕生痰。有的放矢地食用一些滋陰潛陽的膳食為宜，同時也要多吃新鮮蔬菜以避免維生素的缺乏，如多飲豆漿，多吃蘿蔔、胡蘿蔔、青菜、豆腐、木耳、番茄、荸薺、藕、白菜等。

小　寒

小寒是每年的陽曆 1 月 5 日左右，是一年二十四節氣中的第 23 個節氣。小寒之後，我國氣候開始進入一年中最寒冷的時段。但是，此時的天氣還沒有冷到極點，所以稱為小寒。

在小寒節氣，中老年人在起居方面多注意。俗話說「寒從腳下起」，腳離心臟最遠，血液供應慢而少，皮下脂肪較薄，保暖性較差，一旦受寒，會反射性地引起呼吸道黏膜抗病能力下降，導致上呼吸道感染，因此，數九嚴寒時腳部的保暖應加強。

小寒時天氣非常寒冷，《黃帝內經》中講「寒為陰

邪」，易傷人體陽氣。寒冷使體表的血管收縮，血流速度減慢，肌肉的黏滯性增加，韌帶的彈性和關節的柔韌性降低，走出溫室馬上進行大運動量活動，極易造成運動損傷。因此，中老年朋友運動前應注意做好熱身運動。

小寒是補養的一個節氣，但也要講科學，並非吃大量的滋補品就可以了，一定要做到有的放矢。按照傳統中醫理論，滋補分為四類，即補氣、補血、補陰、補陽。中老年人應根據自己的體質選擇補養的方式：

1. 氣虛

凡氣虛者，少氣懶言，面色蒼白，常冒虛汗、精神疲乏，女性易患子宮脫垂等症，這種體質的人宜用紅參、紅棗、白朮、北蓍、山藥和五味子等進行補養。

2. 血虛

凡血虛者，會經常感到頭昏眼花，並伴有心悸失眠、面色萎黃、嘴唇蒼白等症狀，女性常有月經量少且色淡等現象，宜用當歸、熟地、白芍、阿膠和首烏等進行補養。

3. 陰虛

凡陰虛者，常有夜間盜汗、午後低熱、兩頰潮紅、手足心熱等症狀，女性常可見白帶多且稀薄的現象，宜用冬蟲夏草、白參、沙參、天冬、鱉甲、龜板、白木耳等進行補養。

4. 陽虛

凡陽虛者，常有手足冰涼、怕冷、腰痠、性功能低下等症狀，宜選用鹿茸、杜仲、肉蓯蓉、巴戟、羊肉、韭菜等進行補養。

大　寒

　　大寒為每年公曆的 1 月 20 日左右，是二十四節氣中的最後一個節氣，也是一年中最冷時期。《黃帝內經》中認為「寒能傷形體」，傳統中醫也都認為寒能封藏，陽熱經寒的封藏便不能任性直升。寒藏得足，亦即陽藏得足，根本深厚，生長才足。

　　在大寒節氣中，情緒的保養是至關重要的。正所謂「暖身先暖心，心暖則身溫」。就是說心神旺盛，氣機通暢，血脈順和，全身四肢百骸才能溫暖，才能抵禦嚴冬酷寒的侵襲。所以在大寒時節，我們應安心養性，怡神斂氣，注意避免過喜傷心，以有效減少心腦血管疾病的發生，使體內的氣血調暢，機體內閉藏的陽氣不被擾亂，平穩度過一年中最寒冷的氣節。

　　大寒是進補的重要節氣，補養應遵守保陰潛陽的飲食原則。飲食宜減少鹹味、增加苦味，以滋養心氣，使腎氣堅固，不要吃黏硬、生冷的食物，應多吃熱的食物，以防止損害脾胃陽氣，但燥熱的食物也不可多吃。食物的味道可適當濃一些，要有一定量的脂類，可以保持一定的熱量。此外，大寒時節還應多食用黃綠色蔬菜，如胡蘿蔔、油菜、菠菜等。

　　另外，由於大寒適逢春節，一般家庭都會準備豐富的過年應節食物，此時要注意中老年人不可暴飲暴食，損傷脾胃，同時可以多吃具有健脾消滯功效的食物，如淮山

藥、山楂、柚子等，也可多喝如小米粥、山藥粥等調養脾胃。

大寒時節是滋補五臟的好時機，重點應放在固護脾腎、調養肝血上，進補的方法應以食補為主。陽虛體質的中老年人食補以溫熱食物為宜，如羊肉、雞肉等；偏於陰虛體質的中老年人以滋陰食物為宜，如鴨肉、鵝肉、鱉、龜、木耳等。

適當的藥補也是非常必要的，如體質虛弱、氣虛的中老年人可服人參湯；陰虛的中老年人可服六味地黃丸等。能飲酒的中老年人也可以結合藥酒進補，常見的有十全大補酒、枸杞酒、冬蟲夏草酒等。

第六章

《黃帝內經》
中的飲食養生

藥補不如食補

日常生活中，中老年朋友為了獲得身體的健康，往往通過藥補和食補兩種方式來達到目的。藥補與食補同屬中醫進補範疇，但有所不同。食補也稱食養，指獲得食物的營養來預防疾病，延緩衰老，延年益壽。藥補乃中醫治療虛證的方法之一，主要運用補益藥物來調養機體，扶助正氣，增強機體的抗病能力，保持機體的陰陽平衡，使其發揮正常功能，扶正祛邪，促使康復。

《素問・藏氣法時論》中記載：「藥補不如食補。」食補以養身、防病為主；藥補以扶正、治病為主。金元時代名醫張從正指出：「養生當論食補，治療當考藥效。」唐代名醫孫思邈在《千金方》中說：「凡欲治療，先以食慾，即食補不癒，後乃用藥爾。」這些都說明了飲食調養的重要性。

食補雖然不能代替藥補，但是卻比藥補更方便實惠，人們樂於接受，同時可以避免藥物的一些毒副作用。對於身體各項功能開始衰退的中老年人而言更是如此。因此，需進補的中老年人，以食補最好，並根據自身的情況，適

當選擇食物，以發揮「補正」作用。

以下為中老年人常用的進補食物：

中老年朋友可多吃些補腎抗衰老的食品，如胡桃肉、栗子、豬腎、甲魚，黑豆等。

中老年朋友為防止神經衰弱，推遲大腦老化，可多吃些補腦利眠之食品，如核桃、百合、大棗等。

中老年朋友患高血壓、高血脂、冠心病的，應多吃些芹菜、菠菜、黑木耳、山楂、海帶等。

中老年朋友防止視力退化，應多吃黃紅色蔬菜，如胡蘿蔔、豬肝、南瓜等。

中老年朋友透過食補，能使自己的臟腑功能旺盛，氣血充實，使自己的機體適應自然界的能力增強，能抵禦和防止病邪侵襲，即中醫所謂「正氣存內，邪不可干」。

食物都有偏性

中藥有偏性，食物也有偏性。

《黃帝內經》中指出：「豆令人重，榆令人眠，合歡蠲忿，萱草忘憂。」其實，同類食物，顏色不同，常常性質就不相同。

比如豆類。黃豆，長得像人的胃，顏色是黃的，黃色補脾胃；黑豆，長得像人的腎，黑色補腎水，治腎病要用大量的黑豆；綠豆，涼水煮的湯色紫，開水煮的湯色綠，有很強清熱解毒作用；赤小豆，紅紅火火，入心經，利小便，可治療便血。

不同類食物，同一種味道，偏性卻相同。比如：

酸走筋

凡酸味的東西，都是走筋的，也即走肝經的。中老年朋友如果有肝病，注意「無食酸」，就是要少吃一些酸類的東西，不要讓肝氣太收斂。

辛走氣

凡辛味的東西，都是走氣的，肺主氣。中老年朋友如果肺功能比較虛弱，注意「無食辛」，就不要吃辛味的東西。同時吃了一些辣的東西，還會不斷地打噴嚏、流鼻涕、流眼淚。

苦走血

凡苦味的東西，都是走血的，血走心。中老年朋友如果心臟虛弱，注意「無食苦」，要少吃一些苦的東西，讓心可以生發一下，心血可以散一下。而夏天，強調多吃一些苦瓜，則是讓心火不要太外散。

鹹走骨

凡鹹味的東西，都是走骨的。鹽，鹹味，可以入腎。腎像父母，是老大，而老大的家中珍藏著元氣。吃鹽，最容易調元氣。中老年朋友如果腎虛，注意「無食鹹」，不要吃太鹹的東西。這樣才能把骨養住，把腎給養住。如果總是把腎臟的元氣調出，就更虧損了！

甘走肉

凡甜味的東西，都是走肉的，入脾胃。中老年朋友如果脾胃虛弱，就要注意「無食甘」，不要吃更多的甘類東西；「無食肉」，不要吃很滋膩的東西。脾主運化，不要

讓脾增加代謝，使脾更加疲勞。糖吃多了，堆積在脾胃中，運化不了，最後就變成了垃圾。

鹹、苦、辛、酸、甘，五味要適度

中醫認為，鹹、甜、酸、苦、辣各有其特殊的作用。五味適量，對五臟有補益作用。

酸入肝，苦入心，甘入脾，辛入肺，鹹入腎。如果五味過量，就會打亂人體平衡，損傷臟器，招致疾病。

《內經》中說：「多食鹹，則脈凝泣而變色；多食苦，則皮槁而毛拔；多食辛，則筋急而爪枯；多食酸，則肉胝皺而唇揭；多食甘，則骨痛而髮落，此五味之所傷也。」

酸多傷脾

酸味可以補肝，過多的酸味食物會引起肝氣偏勝，就會克伐脾胃（木剋土）。脾主肌肉，其華在唇，酸味的東西吃得過多，會抑制血的生發，使皮膚角質層變厚，即「肉胝皺」，嘴唇也會失去光澤，並往外翻，即「唇揭」。還常出現飯量減少，飯後胃脹，大便溏稀，言語低微等脾氣虛的症狀。

甘多傷腎

甘味可以補脾，過多的甘味食物會引起脾氣偏勝，就會克伐腎臟（土剋水）。腎主骨藏精，其華在髮，甜味的東西吃多了，就會使骨痛而髮落，且使頭髮失去光澤，還常出現腰膝痠軟、耳鳴耳聾等腎精虛的症狀。

甘類的東西是緩的，是散的。腎主收斂，頭髮這些東

西都跟收斂的氣息有關，與腎的收斂有關。

鹹多傷心

鹹味可以補腎，過多的鹹味食物會引起腎氣偏勝，就會克伐心臟（水剋火）。心主血，鹹味的東西吃多了，會影響氣血的生發和運行，使血脈凝滯，臉色變黑，還常出現心悸、氣短、胸痛等症狀。

苦多傷肺

苦味可以補益心臟，但過多的苦味食物會引起心氣過盛，導致克伐肺臟（火剋金）。肺主皮毛，過食苦味就會使皮膚枯槁，毛髮也會脫落，因為皮毛得不著滋養。同時多吃苦味的東西還常出現咳嗽、咳痰等肺氣虛的症狀。

辛多傷肝

辛味可以補肺，但吃過多的辛辣食物會引起肺氣偏勝，從而克伐肝臟（金剋木）。肝藏血，主筋。辛辣的東西吃多了，會導致貧血、指甲蒼白等現象，有的人還出現頭暈目眩、面色無華、視物模糊等肝血虛的症狀。筋是人體彈性組織，多吃辛味的東西，降低了筋的彈性，手指也會乾枯萎縮。

俗話說「適可而止」，飲食亦然。五味過度，會對人體造成傷害。絕不能隨心所欲，想啥吃啥；而要適度，達到平衡。

◀第七章▶
《黃帝內經》
中的經穴養生

如何洗腳可以養生

　　腳是人體之「根」。連接人體五臟六腑的 12 條經脈，其中有一半以上起止於它；腳上有多達 66 個穴位，並有許多與人體內臟、器官相連接的反射區。生物全息理論認為，腳是人體的縮影，刺激位於腳上的特定穴位，對全身的相應組織器官能產生直接的影響。

　　在《黃帝內經》中，準確地記載了經行腳部的各個經脈，如「腳之三陽從頭走腳，腳之三陰從腳走腹」。其中足太陽、足陽明、足少陽經脈是從頭開始止於腳，足太陰、足厥陰、足少陰經脈是從腳止於腹部。經常洗腳，可以使這六條經脈運行更加通暢。

　　洗腳對身體還有雙向調節的作用。春天洗腳可以增加人體生機，夏天洗腳可以去掉體內熱毒。秋冬的時候洗腳，可以溫燻丹田，使你的小腹特別溫暖。由此可見，洗腳對於機體有著良好的雙向調節作用。那麼中老年人怎樣洗腳才是最科學的呢？

　　俗話說：「人老足先衰，防病先護足。」步入中年後，人的體質開始下降，身體的基礎代謝開始減慢，而人體步

入老齡化的一個重要標誌就是行走艱難、行走受限，最主要的是腿與足缺少血液營養。

因此，腳部保健對於中老年朋友來說應當被重視，洗腳能夠使足部沉積物隨著血液循環加快而重新參加體內循環，由排泄系統排出體外，使氣血循環得到充分改善，調節內臟功能、疏通全身經絡，讓肌肉、筋骨得到充分調養，這樣人行走起來也就輕鬆多了。那麼，對中老年朋友來說，怎樣做才算是正確的泡腳方式呢？

首先是時間要掌握好，應該泡 20 分鐘左右，水要泡到腳腕以上。因為踝關節也是一個非常重要的關節，腳腕支撐著人體的全部重量，其中有很多重要的穴位、血管和神經，所以在泡腳的時候，一定要把腳腕部也要放入水中，這是很重要的。

在腳浴的同時，還要勤按摩。按摩前先將雙手搓熱，可採取多種方法，只要感到舒適即可。可將腳心相向置於床上，左手搓右腳心，右手搓左腳心；也可用中指或示指端由腳心向腳趾方向做按摩，每次 100～200 下，以按摩部位發熱為度，對兩腳輪流操作；還可用一手掌反覆搓腳心 15 分鐘。

其次，每一位中老年人的身體狀況和體質都有所不同，我們可以根據自身的情況選擇適當的藥方，並將藥物煎成藥液放在盆裡加入熱水後泡腳，這樣可以將藥物直接作用於雙腳，對其進行良性刺激，活躍神經末梢，擴張血管，促進血液循環，可達到解除疲勞、養生治病的目的。故昔人有「春天洗腳，升陽固托；夏天洗腳，濕邪乃除；

秋天洗腳，肺腑潤育；冬天洗腳，丹田暖和」的說法。

中老年人堅持經常熱水泡腳，可以將其廣泛地用於風濕病、脾胃病、失眠、頭痛、感冒等全身性疾病的治療，以及截癱、腦外傷、腦中風、腰椎間盤突出症、腎病、糖尿病、重病後的康復治療等。因此，堅持科學的足療，對治療中老年人慢性疾病、維持身體健康、延年益壽有事半功倍之效。

按揉腳底健康法

人之足猶如樹之根，樹之繁茂首在根深，足部健康關係到全身健康。腳是人體之根，是人體元氣凝聚之點。人體臟腑的十二經脈有一半起止於腳，有 60 多個穴位彙集在腳上，因此腳被稱為人體「第二心臟」。

《黃帝內經》的《足心篇》中簡述腳底按摩原理：人體臟腑各部位在腳底都有反射區，某些臟器發生病變後，可以在其反射區上反映出來。按摩刺激反射區，透過血液循環、神經傳導，能調節功能平衡，恢復器官功能，收到祛病健身之效。

保健按摩腳底穴位的作用是直接的，它能明顯地起到雙向調節的作用，虛者能補，實者能瀉，寒者能溫，熱者能清，瘀者能散，堅者能軟，損之有餘，補之不足，活血散瘀，消腫止痛，疏通經絡，通利關節，扶正祛邪，增強體質。再配合按摩三陰交、足三里、風池穴，可益腎固本、培補真元、固養精氣。

中老年人體質虛弱，臟腑之氣日漸虛衰，足底按摩無痛苦，無副作用，對於中老年人養生是非常理想且有益的選擇，可以有效地改善中老年朋友的體質狀況，起到強身袪病的效果。

人體足底穴位較多，腎經上的湧泉穴最為重要，搓揉湧泉穴是足部保健中最主要也是最常用的方法。唐朝大醫學家孫思邈主張「足宜長擦」，長壽皇帝乾隆親身恭行的「十常」養生法中也有「足常摩」。

以上所指，主要都是按摩湧泉穴，可見古代養生家對湧泉穴調節身體功能的重視程度。

中老年人腎氣漸衰，腎精消耗日增，常見腰膝痠軟、尿頻尿多、記憶力減退、齒鬆脫髮等腎虛表現。而人之先天根於腎，湧泉為腎經起始穴位，如泉水之湧出，為精氣之所發。具有滋腎水、降虛火、鎮靜安神、健脾和胃、益腎利尿、舒肝明目、健足之功效，故按此穴對於治療中老年人的腎虛有較好的療效。

那麼如何按揉腳底才是最正確有效的方式呢？每晚臨睡前可用約 40℃ 的水加一勺鹽，將雙腳放入浸泡。5 分鐘後，雙手示指、中指、無名指三指平行交替按摩雙腳湧泉穴各 60 次，再用雙手大拇指在溫水中按摩雙腳腳趾間隙各 20 次。隨著洗腳與按摩時間延長，為保持水溫在 40℃ 左右，可分次加入適量燙水。

按摩後擦乾雙腳，再用雙手三指平行按摩同側三陰交、足三里和風池穴各 20 次。手法先輕後重，由外及內，由表及裡，均勻、柔和。

另外，除了按摩足底之外，足部的 10 個趾頭也應該經常按揉，因為足趾距離心臟最遠，末梢循環差，揉捏腳趾有助於促進腳部血液循環，使全身經氣的順接運行，保證經氣運行通常。

另外，還有健腦益智、宣通鼻竅、聰耳明目的功效，可防治頭痛、感冒等病症。

感冒就找膀胱經

《靈樞‧經脈》中說：「膀胱足太陽之脈，起於目內眥，上額，交巔。其支者從巔至耳上角。」感冒是最常見、最普通的疾病，但對人體的影響也是不容忽視的，輕則全身乏力影響工作，重的可能出現鼻炎、咳嗽、喉痛，甚至高熱，中老年人體質虛弱，感冒後常常咳嗽遷延不癒，患生他病，影響生活品質。

感冒在中醫看來是一種外邪入侵，最常見為風寒、風熱之邪。足太陽膀胱經主一身之表，一般來說外邪入體最先侵犯的是足太陽膀胱經，即人體背部脊柱兩側各 1.5 吋（約 5 公分）的兩條縱線，外邪侵襲，本經受邪，則有惡寒、發熱、牙酸背痛等感冒表徵。那麼，如果能在邪氣剛入侵此處就將它驅逐，那感冒即可不藥而癒。

從醫學理論上來說，感冒屬於一種自體免疫，一般的病程為 7 天。西醫從退熱、止咳、消炎等方面加以治療，意在控制各種感冒的症狀。而中醫治病則重在給體內的邪氣一個出路，可採取發汗的方式來治療。

另外，因邪氣侵襲膀胱經後常出現經氣不暢，故還可以透過按摩背部穴位經絡的方法以疏通膀胱經，使經氣疏通而助邪外出。

我們以風寒感冒為例，具體說一下利用膀胱經治療感冒的操作方法。

【操作】將薑切碎，泡入白開水中，1 小時後塗抹在脊柱兩側，以一手小魚際在膀胱經（位於脊柱兩側旁開 5公分處）上行搓法，以搓熱為度。

【要領】受術者俯臥位，施術者搓法要由慢變快、由輕至重，方向由下向上，每分鐘 100 次以上。

另外，術後 10 分鐘，可將 3 根蔥白沏水喝，1 杯為宜。

中老年人容易腠理疏鬆，正氣不足，外邪入侵，正邪交爭常無力驅邪外出，反易致外邪內陷而變生他病，加重病情。故在平日我們應注意加強對於膀胱經的護養，增強人體正氣以抵抗邪氣；而一旦患上感冒，則應引起重視，及時治療，可在疏通經絡的同時根據感冒風寒、風熱的不同證型加以麻黃、桂枝、銀花、連翹等藥物進行治療，以求盡快治癒。

勞宮穴可以治病

勞宮穴屬手厥陰心包經，位於手掌心，在第 2、3 掌骨之間偏於第 3 掌骨處，握拳屈指時中指尖處。關於勞宮穴最早的記載見於《黃帝內經》的《靈樞·本輸》：「勞宮，

掌中中指本節之內間也。」書中特別記載了勞宮穴的位置，可見古人對於勞宮穴是非常重視的。

勞宮穴最初被稱為「五里」穴，後又稱為「掌中」，最後因「手任勞作，穴在掌心」而定名為勞宮穴，為心包經上的重要穴位。

勞宮穴有內外之分，在手掌為內勞宮，在手背則為外勞宮。勞宮穴屬火，所以，按勞宮穴治療可清心熱，瀉肝火，也能夠緩解由肝陽上亢所造成的中風，對於一些神志不清的病也有療效。勞宮穴對風火牙痛療效也不錯，因為其有強大的去火功效。

勞宮穴具有開竅醒神、清心瀉火、涼血止血之功效。《靈樞‧經脈》上說心包經的走向「起於胸中，出屬心包，下膈，歷絡三焦（三焦是指整個腹腔）」。由此可見心包經可通治上、中、下三焦的病症，而作為心包經上重要穴位的勞宮穴更可謂「包」治百病。

其對心包經以及心經可起到虛可補、實可瀉的作用，給心臟補足氣血十分快捷，所以對氣虛血弱的中老年人來說如果自覺心中有輕度的勞累、慌亂或緊張感，揉按勞宮穴可以起到很好的效果。在身體的勞宮穴部位給以單純的、反覆的刺激，可使精神緊張的人平靜下來。

對於中老年人來說，來自社會和家庭的壓力逐漸增多，故會出現焦慮、抑鬱、失眠等病證，指壓勞宮穴可使憂慮、抑鬱等得到舒張，因此此穴自古以來就是治療精神疾病的特效穴位。

中老年人隨著年齡的逐漸增高，腎氣的逐漸虛弱，容

【上篇】第七章　《黃帝內經》中的經穴養生

91

易出現腎陰不足、心火偏盛，而出現手心和腳心發熱、心煩易躁、難以入睡、心神不寧等陰虛火旺的表現。按揉勞宮加湧泉穴還可使心火下降，腎水上升，水火既濟，心腎相交，提高睡眠品質。

【具體做法是】每晚臨睡前半小時，先擦熱雙手掌，右掌按摩左湧泉穴、左掌按摩右湧泉穴各 36 次，這樣就可以甜甜美美地睡到天亮了。

按揉百會穴，提升陽氣

百會穴位於頭頂的正中線和兩耳尖連線的交點處，是非常重要的一個穴位。《黃帝內經‧太素》二十六卷記載：「陽氣重上，有餘於上，百會灸之。」

古人為什麼將這個部位起名為「百會」呢？百者，多也；會者，交會之處也。在《會元針灸學》中也曾說道：「百會者，五臟六腑奇經三陽百脈之所會，故名百會。」就是說，百會穴是人體諸多穴位的交會處。

當人頭痛、失眠、煩躁、眩暈的時候，都會下意識地去揉腦袋。有人會揉太陽穴，有的人揉眉心，有的人揉印堂，有的人用冷水洗臉，有的人甚至用冰塊敷。

這些雖然都可以減輕一些不適，但都不是最好的辦法。哪種方法是最有效的呢？那就是按摩諸陽之會、百脈之宗的百會穴。

打個比方說，如果頭部是人體的總司令，那麼，百會穴就是總司令的大腦，可以說是核心中的核心。

在人體的 12 條經絡中有 6 條都彙集於百會穴，它們分別是手太陽小腸經、手少陽三焦經、手陽明大腸經、足太陽膀胱經、足少陽膽經、足陽明胃經。並且，這 6 條經都和有「陽脈之海」美譽的督脈相交匯。因此，經常按摩這個穴位，可以將我們人體的一半經絡以及大部分的穴位都帶動起來。

對於身體漸虧、虛弱的中老年朋友來說，更可以起到補陽填陰的作用。百會穴處於人之頭頂，在人的最高處，而頭為諸陽之會，故用按揉百會穴的方法，能有良好的升陽舉陷、益氣固脫的作用。

中老年人身體功能減退，以脾腎陽氣虛弱者多見，脾氣虛甚則容易出現中氣下陷而見脫肛、胃下垂、子宮下垂等症，選用按揉百會穴，效果較好。

【具體的操作方法】找到百會穴的正確位置，全身放鬆，閉目仰臥在床上。用右手拇指外側或右手掌心，順時針方向按揉百會穴 3~5 分鐘，每晚睡前 1 次。

除了按揉，用中醫艾灸百會穴的療法，效果也很顯著。方法是每晚睡前用艾條在百會穴上懸灸 10~15 分鐘。這種艾灸的方法除了可以提升體內陽氣，還可以改善中老年人常有的失眠及其很多伴隨症狀，如頭暈、頭痛、心慌、失眠、健忘等。

護好小腸經，不做「火夫」

小腸經是人體十二經脈之一。在《靈樞·經脈》中詳

細地記載了小腸經的巡行：「小腸經是手太陽之脈，起於小指端，循手外側上腕，出踝中，直上循臂骨下廉，出肘內側兩筋之間，上循臑外後廉……」歸屬於手太陽小腸經的腧穴，左右各 19 穴。

小腸受盛與化物，小腸為受盛之物，化物出焉，而小腸經則是一個多氣多血的經脈，容易因氣血活動異常旺盛而引發上火之症。

針刺按摩小腸經具有祛邪退熱之功，可用於治中風、昏迷、熱病、耳聾耳鳴。因此，養護小腸經，能夠很好地控制身體內的火氣。

心與小腸相表裡，二者五行均屬火。故常易因火熱之邪而引發致病。且心火常下移小腸，出現心胸煩熱、面赤、口舌生瘡、小便短赤等表現。反之，小腸之火亦上泛於心而產生煩躁、失眠、心慌等病症。

所以，心有火熱之病時，我們常常是由使心火下移小腸後再進行治療。而根據同一辨證思路，配合耳貼、服用導赤散等湯藥以調理善後。

一些中老年人工作繁忙應酬多，吸菸飲酒，出現內心旺盛，隨後出現高血壓、冠心病等中老年人常見病症，故平時應注意固護好小腸經，可循經按摩以疏通經氣。

肚腹找三里

足三里是「足陽明胃經」的主要經穴之一，按摩這個穴位，能夠收到調節機體免疫力、增加機體抵抗力、調理

脾胃、補中益氣、通經活絡、扶正祛邪的效果。

　　中醫在數千年的臨床治療中用大量的實踐證明了足三里是一個能防治多種疾病、強身健體的重要穴位。而且，足三里是抗衰老的有效穴位，中老年人經常按摩該穴，對於抗衰老、延年益壽大有裨益。

　　為什麼按摩足三里能夠治療肚腹疾病呢？《四總穴歌》提到：「肚腹三里留。」根據這一句歌訣，可以知道取足三里穴能夠治療肚腹部位的疾病。《黃帝內經‧靈樞》也有過記載：「胃病者，腹䐜張，胃脘當心而痛，上腹兩脅，膈咽不通，飲食不下，取之三里也。」認為肚腹的疾病可由按揉足三里來治療。

　　「足三里」的「里」字，實際上是「理」的通假字，意思就是治療、調理。「三里」，就是理上、理中和理下。這裡所說的「上、中、下」，分別是指肚腹的不同部位——胃脘部為上，胃脘以下、肚臍以上為中，小腹部為下。

　　在治療手法上，胃脘部疼痛時，按足三里的時候要同時往上方使勁；腹部正中出現不適，就需要「理中」，只用往內按就行了；對小腹在肚腹的下部，小腹上的病痛，得在按住足三里的同時往下方使勁。

　　除了治療腹部的諸多不適，足三里穴還有很強的防病健身作用。

　　【具體方法】很簡便易行：一是每天用大拇指或中指按壓足三里穴 1 次，每次每穴按壓 5~10 分鐘，每分鐘按壓 15~20 次，注意每次按壓要使足三里穴有針刺一樣的

【上篇】第七章　《黃帝內經》中的經穴養生

酸脹、發熱的感覺；二是可做艾灸，每週艾灸足三里穴1~2次，每次灸15~20分鐘，艾灸時應讓艾條的溫度稍高一點，使局部皮膚發紅，艾條緩慢沿足三里穴上下移動，以不燒傷局部皮膚為度。

以上兩法只要使用其一，堅持2~3個月，就會使胃腸功能得到改善，使中老年人精神煥發，精力充沛。

腰背委中求

腰痠背痛是中老年朋友常見的一種症狀，嚴重影響著大家的生活品質，委中穴為人體足太陽膀胱經上的重要穴位之一。《四總穴歌》中提到「腰背委中求」，意思是說：凡是腰背的疾病均可用委中穴來治療。

其實早在《內經》中就有過類似的描述，《素問·刺腰痛》篇曰：「足太陽脈令人腰痛，引項脊民背如重狀，刺其隙中太陽正經出血。」

委中穴在什麼地方呢？取該穴位時，中老年朋友應採用俯臥的取穴姿勢。委中穴位於膕橫紋中點，股二頭肌腱與半腱肌腱中間，即膝蓋裡側中央。俗話說:「病人腰疼，大夫頭疼。」

中老年人的很多疾病都會引發腰背疼痛的症狀，而腰疼的種類很多，病因也較為複雜，除了腰背部肌肉、筋骨損傷引發的疼痛，還有可能是因腎虧或腎結石牽引痛引起的腰背方面的疼痛，但只要具有腰背痛這個症狀，我們就可以運用委中穴來進行治療。

那麼為什麼委中穴能夠治療腰背痛呢？中醫學認為，委中穴具有舒筋通絡、散瘀活血、清熱解毒的功效，而腰背部的疾病大多由氣血瘀滯、筋脈不通引起。

另外，委中穴為足太陽膀胱經上的穴位，此經主要循行部位即在腰背部，刺激委中穴可使膀胱經通暢，故通則不痛。故透過按摩委中穴能夠很好地治療腰背疾病。

【按摩的具體方法】

1. 用兩手拇指端按壓兩側委中穴，力度以稍感痠痛為宜，一壓一鬆為 1 次，連做 10～20 次。

2. 兩手握空拳，用拳背有節奏地叩擊該穴，連做 20～40 次。

3. 用兩手拇指指端置於兩側委中穴處，順、逆時針方向各揉 10 次。

4. 按摩手至熱，用兩手掌面上下來回擦本穴，連做 30 次。

此外，膀胱經最活躍的時候為下午 3 點到下午 5 點，在這段時間刺激委中穴效果更好。

頭頸尋列缺

「頭頸尋列缺」，這是中醫典籍《四總歌訣》中流傳很廣的一句歌訣，意思很簡單，就是說有頭頸問題，就去找列缺穴解決。

列缺乃八脈交會穴之一，通任脈，有宣肺散邪、通調經脈之功，是手太陰肺經上的重要穴位。該穴位於手臂內

側，腕橫紋上約 5 公分處，取穴時可兩手虎口交叉，食指尖所到凹陷處即為列缺穴。

列缺最早見於《黃帝內經・靈樞・經脈篇》，原文記載：「手太陰之別，名曰列缺。起於腕上分間，併太陰之經，直入掌中，散入於魚際。其病實則手銳掌熱；虛則欠，小便遺數。取之去腕寸半。別走陽明也。」這段話不但準確地記載了列缺的具體位置，而且記載了該穴位病變的兩種不同表現，實證表現為手掌發熱，虛證表現為小便頻數，可見古人對於列缺穴的認識是非常豐富的。

列缺穴在現代的醫療中也頻繁地被應用，有人得了落枕，揉一揉列缺穴，病痛就緩解了。一些中老年朋友因為工作的原因長期久坐，結果引發了頸椎病，透過按揉列缺穴，頸椎病就好了。還有一些中老年人有頑固性頭痛，也能夠由列缺穴來治療。可以說，凡是脖子以上的病，列缺穴都有著良好的療效。

列缺穴本來位於肺經上，為什麼能夠治療頭部和頸部的疾病呢？主要有以下幾個原因：

1. 肺經解表

肺經具有解表的作用，很多頭痛和頸項強直疼痛都是因風寒濕邪而引起的，所以按揉列缺穴可以發散體內的風寒濕氣，疾病自癒。

2. 肺與大腸相表裡

因為肺經和大腸經相表裡，兩經在食指指尖相接，所以經氣相通，相互作用，相互影響。而大腸經的巡行路線是從手臂向上，經過頭部和頸部，因此頭部和頸部的疾病

會使大腸經經氣不暢，故可以透過刺激列缺穴而間接運行經氣而得到治療。

3. 列缺通任脈

因為列缺穴還與任脈相通，任脈從會陰上喉嚨至面部，而人體的體內通道對於頭部有很重要的影響，因此列缺穴可以由任脈而作用於頭部。

總的來說，列缺穴是一個與許多經脈有著密切聯繫的穴位，是人體的重要穴位，對頭頸部疾病有著神奇的療效。

面口合谷收

《四總穴歌》提到：「面口合谷收。」《靈樞‧經脈》也記載：「大腸手陽明之脈，是動則病齒痛，頸腫。」均說明合谷穴可治療頭面部的多種病痛，如牙痛、目赤腫痛、三叉神經痛、咽喉腫痛、耳鳴、耳聾、口眼歪斜、頭痛等。

合谷穴是手陽明大腸經的重要穴位，位於手背虎口處，於第一掌骨與第二掌骨間陷中，具有鎮靜止痛、通經活絡、清熱解表等功效。

為什麼合谷穴可以有效地治療頭面部疾病呢？牙痛、咽喉腫痛、耳鳴、耳聾、口眼歪斜、頭痛等，都是中老年人常見的疾病，多因虛火上炎引起。《靈樞‧經脈》說：「大腸手陽明之脈，起於大指次指之端……入下齒中，還出挾口，交人中，左之右，右之左，上挾鼻孔。」說明大

腸經經循入口，因其屬陽明經，氣血旺盛，故可去除上炎之火而治療各種頭面部疾病。

中醫強調整體觀。頭乃諸陽之會，其上的經穴多為陽經陽穴。中醫認為陽性物質，其質虛空，故頭面部位出現經絡阻塞的現象較少，引起面部病證，多因其他本原地方出現問題所致。

合谷乃大腸經之原穴，原穴者，生命活動之根源動力所在，是原氣匯聚出入之所在，是臟腑真氣輸注於經絡的部位。凡醫當求其根本，因此頭面諸疾均根本於合谷，皆可透過作用於合谷的治療手段加以醫治。

中老年朋友在家中以合谷穴治療頭面部疾病，方法非常簡單，一般採用按壓的手法就可以了。

【具體的手法】用對側手的拇指和食指指腹，用力按壓，直到產生酸脹感即可。

第八章

《黃帝內經》中的情志養生——
調節情志，莫傷身

圍絕經期女人易傷春，如何調節呢？

「女子傷春」，原意是：女子見春天到來，又一年過去，感到自己的青春已隨著時間流逝；或女子見春天衰萎的落花，傷感自己的容顏隨時間老去，美麗不在。

傷春，是一種情志病。中醫講，女子屬陰，容易跟春天的生發之氣相感，在萬物生長發育的時候，容易誘發女子對生育本能的衝動；另一方面，春天女子的情志問題會影響她的生理問題。這個時候，對女子來說，影響的是肝和腎。俗話說，抑鬱傷感，傷腎傷肝。

《內經》裡說：「女子七歲，腎氣盛，齒更髮長。二七而天癸至，任脈通，太衝脈盛，月事以時下，故有子……七七，任脈虛，太衝脈衰少，天癸竭，地道不通，故形壞而無子也。」《內經》的中醫理論認為女性在 14 歲時，腎氣旺盛，衝脈中氣血充足，這時就有了月經，可以生育了。到了 49 歲時人體陰陽失調，腎氣虛弱，太衝脈中氣血衰少了，就會絕經，此時的肝腎都處於失調的狀態，就進入了更年期。

由於女性情感豐富、細膩敏感，因此女性生活中的情

緒很容易受外界影響，且起伏不定。中醫認為人的情志與肝關係最大，所以更年期的女性出現腎虛「水不涵木」進而導致肝的陰陽失調、發怒、煩躁等，都是肝火太盛、肝氣不暢的表現。而這與女子傷春的病機及表現相似，故我們說更年期女人亦傷春。

因此，中老年女性在更年期時，可由規律作息、鍛鍊身體、廣交朋友、勤參加集體活動、培養興趣愛好等方式來幫助和改善這種「傷春」症狀，安心度過更年期。

中老年男人易悲秋，如何調節呢？

悲秋的原意：一是，男子看秋天已至，感懷時光不在，身體一年不如一年；二是男子見秋天落葉凋零，感嘆自己功業不成，短短人生就如落葉一樣。

唐代劉禹錫的《秋詞》中寫道：「自古逢秋悲寂寥，我言秋日勝春朝。晴空一鶴排雲上，便引詩情到碧霄。」

悲秋與傷春一樣，也是一種情志病。

為什麼秋天男子容易傷感呢？《黃帝內經》中的《臟氣法時論篇》記載：五臟與不同的季節相對應，而肺與秋季關係最密切；同時《內經》亦有「五神藏」之說，即所謂「心藏神」「肝藏魂」「肺藏魄」「脾藏意」「腎藏志」，認為人體的情志變化與五臟皆有關。《宣明五氣篇》又說：「精氣並於心則喜，並於肺則悲。」這說明肺有病時則以悲傷的情緒為主。因此，男子在秋天必然受大自然肅殺淒涼之氣的影響而悲從中來，對於年過半百、肺氣減弱的中

老年男性尤其如此。

　　秋天，是歲將終的季節，此時萬物凋零，自然界的不少小生命也行將結束。一草一木，一縷北風的吹拂，一陣秋蟲的鳴叫，都會引起人們心理上的聯想。男子屬陽，容易與秋冬的陰氣相感。

　　中老年男性預防「悲秋」，最方便有效的方法就是心理調節。時時注意保持快樂，內心寧靜、情緒穩定，自然便能胸襟豁達、憂愁不在。

　　金色的秋天，是收穫的季節，麥田金黃、果香四溢，同樣處於人生收穫季節的中老年朋友，大可不必自尋煩惱，失意傷感地「悲秋」。

七情太過，對人體有哪些影響呢？

　　人是感情動物，對外界的人、事、物都會表現出某種相應的情感，如高興或悲傷、喜愛或厭惡、愉快或憂愁、振奮或恐懼等。喜、怒、憂、思、悲、恐、驚是人正常的七種情感，在正常範圍內對健康影響不大，也不會引起什麼病變。

　　《黃帝內經》裡說：「有喜有怒，有憂有喪，有澤有燥，此象之常也。」這句話的意思是說，一個人有時高興、有時發怒、有時憂愁、有時悲傷，好像自然界氣候的變化有時候下雨、有時候乾燥一樣，是一種正常的現象。但是，內外刺激引起的七情太過，則能影響中老年人體內內環境的穩定，從而產生一系列的危害。

1. 損傷臟腑

《黃帝內經》指出「喜怒不節則傷臟」，說明不注意對情緒予以控制會造成臟腑功能的損傷。

具體地說是：「怒傷肝、喜傷心、思傷脾、憂傷肺、恐傷腎。」但事實上並非是一種情緒只傷固定的一個臟腑，既可一情傷幾臟，又可幾情傷一臟。如思慮過度可影響脾的消化吸收功能，同樣悲憂太過也會影響到脾，從而出現食慾不振、脘腹脹滿。

又如《黃帝內經》所言：「悲哀愁憂則心動，心動則五臟六腑皆搖。」說明一切不良情緒都能影響於心，而由於「心為五臟六腑之大主」，心受傷，人體的整個功能皆會受損。

2. 影響氣機

情志致病，首先是擾亂氣的運行，正如《黃帝內經》裡所說：「余知百病生於氣也。怒則氣上，喜則氣緩，悲則氣消，恐則氣下，驚則氣亂，思則氣結。」這裡的「上下」，說明氣機升降失常；這裡的「結」，說明氣機鬱滯，運行不暢。可見，七情太過對於人體氣機的影響是很嚴重的。而氣機，是指氣的運動的根本形式，人體臟腑經絡氣血津液的功能活動及相互聯繫，均有賴於氣機的升降出入。也正如原文所說「百病生於氣」，故很多疾病的發生都與七情刺激、氣機失常有關。

3. 精血虧損

《黃帝內經》說：「怒則氣逆，甚則嘔血及飧洩……恐懼而不解則傷精。」說明暴怒可致血隨氣逆，發生嘔

血；而恐懼太過，亦會導致五臟所藏之陰精失去統攝，耗散不止。

4. 陰陽失調

《黃帝內經》說：「暴喜傷陽，暴怒傷陰……大驚卒恐，則氣血分離，陰陽破散。」說明情志過激，可損陰傷陽，使陰陽失調。而中醫認為陰陽協調是維持人體生命活動的基本條件，「陰平陽秘，精神乃治，陰陽離決，精氣乃絕」。所以對七情致病必須加以重視。

《黃帝內經》中的情志生剋法

《黃帝內經》總結出了一套精妙絕倫且行之有效的心理治療方法——情志生剋法，即「恐勝喜，喜勝悲，悲勝怒，怒勝思，思勝恐」，這裡的勝就是克制的意思，主要是分散患者對疾病的注意力，使其從某種情緒的糾葛中解脫出來，轉移到別的方面，稱為移情。

中老年朋友在日常生活中，一定要節制自己的情緒。一般地說，我們可以用「情志生剋法」來治癒情志病。

1. 喜勝悲

喜，抑制悲傷。《內經》言：「憂則氣結，喜則百脈舒和。」喜是火，悲是金。五行的說法是火剋金，火是可以把金融化開的。火又是散，悲又是氣結、凝聚，所以，悲要用散的法子來解。在什麼情況下會喜勝悲呢?有的中老年朋友說，心裡憋悶，去喝酒，用酒精分解心中的鬱悶。其實，喝酒只是能讓人暫時把煩惱忘記而已。

古話說：「抽刀斷水水更流，借酒消愁愁更愁。」古人並不提倡用飲酒去化解憂愁。他們的調節方法是去聽戲、聽相聲，或者親自去唱東北二人轉，以此來調節心情，這叫喜勝悲。據說，說相聲和唱二人轉，在古代很有些講究，那些開玩笑、插科打諢的做法目的是讓人把鬱悶和悲憤疏解開。

2. 悲勝怒

悲，可制抑怒。《素問·陰陽應象大論》：「怒傷肝，悲勝怒。」肝主怒，大怒則肝火不能收斂，可用肺金收斂法來降肝火。在一個人大怒的時候，告訴他一個壞消息，讓他突然悲傷，可減輕他的怒火。

中醫認為，怒為肝志，悲為肺志，因金能剋木，而肝屬木，肺屬金，所以可用「悲」來治療各種由「怒」引起的疾患。

3. 恐勝喜

恐，可制抑過喜。根據五行生剋的理論，恐由腎主，屬水；喜由心主，屬火。水剋火，故恐能克勝過喜的情志症狀。

《素問·五運行大論》中曰：「其志為喜。喜傷心，恐勝喜。」

《儒林外史》中的范進，從年青考到年老，不知考了多少次，一直不中。生活貧困潦倒，被人瞧不起，尤其是他的岳父對他非常狠，非打即罵，范進十分懼怕他。范進晚年中了舉人，但「大喜傷心」，精神失常，一場歡喜反成悲。後有人告之以恐勝喜法，提出要他平日所怕之人施

《黃帝內經》和《本草綱目》的中老年養生秘方

以恐嚇，才能解除。於是他的岳父狠狠地罵他：「該死的畜生，你中了什麼？那報錄的話是哄騙你的。」一個耳光打去，才把范進打醒，瘋病也就好了。

清代名醫徐靈貽治一新中狀元因喜傷心的病，也是採取以恐勝喜法。徐對狀元說：「病不可為也，七日必死。」那狀元受了驚嚇，冷靜下來，過喜之情得到中和並緩解，只七天病就好了。這就是「恐勝喜」。

4. 怒勝思

怒，可制抑過思。《靈樞・本神》中說：「心有所憶謂之意，意之所存謂之志，因志而存變謂之思，因思而遠慕謂之慮。」

人們的情志活動都與思有關，思而肯定則為喜，思而否定則為怒，思而擔心則為憂，思而未及則為驚、恐，所以，思是人類情感產生的中心。

中醫認為，「思為脾志」，過思最易傷脾，脾屬土，而致脾的升降功能失常，脾氣鬱結，運化失健，發生胃脘痞悶、飲食不香、消化不良、腹脹便溏等不適。

由於脾為後天之本，脾傷則氣血生化乏源，可出現心神失養等諸多疾病，如失眠、神經衰弱等。以怒勝思，是中醫情志相勝的治療方法之一。

中醫認為，「怒為肝志」，肝屬木，木能剋土，所以可用肝之志──「怒」來治療各種由脾之志──「思」引起的疾患。即用激怒的方法，使憂思之情感得到緩解。

《華佗傳》中記載：有一位郡守思慮過度，造成體內有許多瘀血。華佗收受了這郡守很多禮品，卻不給他治

病，還寫信罵他不仁不義。這一下，把郡守激怒了。怒則氣上，郡守吐了幾口血後，病就漸漸痊癒了。其實，這是華佗的一種治療方法。

5. 思勝恐

思慮戰勝恐懼。《素問·陰陽應像大論》中說：「恐傷腎，思勝恐。」王冰註：「深思遠慮，則見事源，故勝恐也。」因為思和脾對應，恐和腎對應，思勝恐，即土剋水。

中醫學認為，腎在志為恐。過恐易傷腎，可致腎氣耗損，精氣下陷，升降失調，出現大小便失禁、遺精、滑洩等。《靈樞·本神》中說：「恐懼不解則傷精，精傷而骨酸痿軟，精時自下。」心為五臟六腑所主，為君主之官，故驚恐亦可損心，出現心悸怔忡，甚則精神錯亂、驚厥等。正如《素問·舉痛論》中所說：「驚則心無所倚，神無所歸，慮無所定。故氣亂矣。」

據說有戶人家半夜遇盜入室，此後，女主人每聞簌簌響聲，就瑟瑟打抖，整夜不寐。怎麼治療這樣的病呢？有位醫生就用木棍敲她家的窗戶。第一次敲，她害怕；反覆地敲十幾次之後，她就不再恐懼了。

【下篇】

《本草綱目》的中老年養生秘方

《黃帝內經》和《本草綱目》的中老年養生秘方

◀第九章▶

《本草綱目》啟示：「治未病」才是養生之道

本草，扶正固本，內求自癒力

中醫養生，源遠流長。《黃帝內經》一書就曾指出：「聖人不治已病治未病。夫病已成而後藥之，譬猶渴而穿井，斗而鑄錐，不亦晚乎？」從這一養生觀點可見，中華傳統預防醫學早在諸子百家時代就奠定了堅實的基礎。在眾多養生術中，本草養生被推為首選。

扶正固本，是中醫治病的主要治則之一。扶正，就是扶助正氣；固本，就是調護人體抗病之本。正氣，即「真氣」或「元氣」，是指人體與生俱來的對疾病的一種抵抗力，是對內外環境的一種適應力和一種自身修復能力——自癒力，實際上，它是機體一切抗病力的總和。

邪氣，則是機體內外各種致病因素的總和。邪氣的侵襲，往往是在正氣虛弱的情況下發生的。《黃帝內經·素問遺篇·刺法論》說：「正氣存內，邪不可干。」可以說，致病的原因雖在於邪，但發病的決定因素卻在於正。因此，治療疾病時改變正邪雙方力量的對比，扶正祛邪，促使機體向痊癒方向發展，是其中一個重要環節。

當今，中草藥獨特的功效日益被世界所關注，採用中

草藥扶正固本，保健養生頗為流行。而隨著生活水準的提高，高血壓、糖尿病、冠心病之類的現代文明病、富貴病也向中老年人的健康逼來。在治療過程中，由於中醫藥具有毒副作用小、操作簡便且費用低廉的獨特優勢，使得越來越多的中老年患者趨向於使用中醫藥來進行治療。

《本草綱目》是明代李時珍撰寫的藥學著作。全書共載有藥物 1892 種，收集醫方 11096 個，蘊含著深厚的養生哲學，並反映了李時珍豐富的臨床經驗，而其中心思想，就是透過服用一些對症的中草藥，扶持人體的正氣，促進人體生理功能的恢復。

中草藥和西藥最大的不同點是西藥直接調整身體的病變，而中草藥能夠扶正固本，利用人體自身的協調能力來解決問題。以人參為例，人參是大補的中藥，甚至生命垂危的患者服用後都可以起死回生，可以說是「救命」的藥。因為人參中所含有的營養物質（人參皂苷）能夠激發人體本身的正能量，調動五臟六腑的活力，因此才具有極強的補養作用。

這就是中草藥的神奇之處，鞏固人體的根本，調動人體的自癒力，即在無損臟腑的前提下，主要依靠自身免疫力（正氣）的提高，將邪氣排出體外，達到治病的目的。

《本草綱目》說：
人體自身免疫就是最強養生方

自癒力是人體生而存在的內在生命力，它能夠利用人

體內的每一處器官，每一種分泌物都來治癒我們身體的各種不適。正因為如此，我們身體中出現的一些小毛病往往不需吃藥就能好，甚至疑難雜症也能神奇地自然痊癒。

自癒力來自於人體的自癒系統，它不但包括通常所說免疫能力外，還包括排異能力、修復能力（癒合和再生能力）、內分泌調節能力、應激能力，具體包含了斷裂骨骼的接續、黏膜的自行修復或再生、皮膚和肌肉以及軟組織癒合、由免疫系統殺滅腫瘤和侵入人體的微生物、由減食和停止進食的方式恢復消化道功能、由發熱的物理方式輔助殺滅致病微生物等諸多與生俱來的能力，嘔吐、腹瀉和咳嗽等也是自癒力發揮作用的表現形式，傳統中醫稱自癒力為「真氣」「元氣」「正氣」「腎氣」「陽氣」等，稱致病力為「邪氣」「陰氣」「瘴氣」等，認為「邪不壓正」「正氣充盈，百病不侵」，就是這個道理。

中醫藥最大的優點，在於重視調節而非干預，其治療手段的重點在於儘可能激發人體的自我修復力，讓身體自行調節功能，修復病灶，而不是簡單地由人工干預直接摧毀病灶。

《黃帝內經》裡提出的「治未病」的思想，與今時今日越來越被現代醫學重視的人體自身免疫及修復功能的治療理念，可謂不謀而合。最高明的醫生不僅要把人治好，更重要的是使人不得病，自癒力的作用是任何藥物都不能媲美的。《本草綱目》亦強調說，人體就是最強養生方，這裡指的就是人的自癒力。

求醫用藥是治療很多疾病的必要手段，不過這也是為

自癒力發揮作用創造條件、爭取時間，病體痊癒歸根結底靠人體自癒力，日常保健更要靠自癒力。中老年朋友必須結識這位「神醫」，學會聽從他的健康指令，利用好這最強的養生方——人體，才會延年益壽，頤養天年。

養生的「三禁忌」

中老年人注重養生沒有錯，但是養生不可盲目，必須遵循科學的原則來養生，切忌認為食用珍貴的藥材補養身體才算是養生。下面我們就一起來看看中老年人養生中應謹防的「三忌」吧。

1. 忌養形代替養神

西漢《淮南鴻烈》一書提出了人體生命系統是由「形、神」兩個要素構成的理論。形——「形者，生之舍也」，這句話的意思是說人的外在形體是承載生命的「房子」；神——「神者，生之制也」，意思是說人的自我控制和自我康復能力是生命的主宰，即所謂的「制」。

所以，中老年人在養生過程中，不但要養護形體，更要調攝精神和心理，也就是「養神」。這就是所謂的「形神兼養」「守神全形」「保形全神」，這樣才能使自己的心情始終處於開朗的境界，以達到健康長壽的目的。

其實，調節心理平衡就是增強心理免疫力。大量的事實證明，人在面對疾病時，心理防線一旦崩潰，則會成為疾病的犧牲品，因此中老年人在養生調護時應做到形神兼備，切忌養形代替養神。

2. 忌藥補代替食補

古人歷來就有「要以怯之，食已隨之」和「穀肉果菜，食養盡之」之說。《本草綱目》中也記載：「百穀各異其性，豈可終日食之而不知其氣味損益乎？」明確地指出了食物與藥物一樣，有各自的效用。

《黃帝內經》言：「藥以祛之、食以隨之。」說明藥補與食補有所不同。

食補也稱食養，指應用食物的營養來預防疾病，抵抗衰老，延年益壽。透過食補能使臟腑功能旺盛，氣血充實，使機體適應自然界的應變能力增強，抵禦和防止病邪侵襲，即中醫所謂的「正氣存內，邪不可干」。

藥補乃中醫治療虛證的方法之一，主要運用補益藥物來調養機體，扶助正氣，增強機體的抗病能力，保持機體的陰陽平衡，使其發揮正常功能，扶正祛邪，促使康復。俗話說「是藥三分毒」，中老年人在藥補時必須掌握分寸，適可而止，並根據病情之不同缺啥補啥，切忌補之過偏；否則，不僅無益，反而有害。

綜上所述，食補與藥補各有千秋，食補以養身、防病為主；藥補以扶正、治病為主，所以藥補是不能代替食補的。

3. 忌盲目補充珍貴食材來養生

一些補品，如燕窩、魚翅之類，雖然很珍貴稀有，但不是人人都適合。平時甘藷和洋蔥之類的食品，也都有值得重視的食療價值。

如《本草綱目》記載紅薯可「補虛乏，益氣力，健脾

胃，強腎陰」，並透過大量穀物、果蔬功效的記載來告訴人們：五穀雜糧也能起到很強的養生作用。

凡是食療，都有一定的適應證，中老年人應根據需要來確定藥膳，缺什麼，補什麼，切勿憑貴賤來分高低，而要以實用和價格低廉為滋補原則。

按自己的口味，專門服飲某一補品，長此以往，就會變成「偏食」或「嗜食」，這對健康是不利的，會影響體內的營養平衡。珍貴的補品並不一定適合自己，家常的瓜果蔬菜也未必起不到養生的功效。尤其是中老年人，各臟器功能均有不同程度的減退，要全面系統地加以調理，且針對不同的季節，對保健食物也有不同的需求。

李時珍的獨特養生經

中國古代的《神仙傳》一書記載封君達、黑穴公，服用黃連 50 年，最後得道成仙，練就了不死之身。對於這個傳說，李時珍持懷疑的態度。他翻閱了《黃帝內經》等上古典籍，都沒有這個說法。他仔細研究了黃連的性質，認為它是：「大苦大寒之藥，用之降火燥濕，中病即當止。豈可久服？」

此外，古代方士煉丹，水銀被誤認為是「久服成仙」的原料。李時珍也駁斥了這一說法，他說：「水銀乃至陰之精，稟沉著之性……得人氣燻蒸，則入骨鑽筋，絕陽蝕腦……方士固不足道，本草其可妄言哉，水銀但不可服食爾。」這句話的意思是說水銀為至陰之品，性質沉降，服

用後會出現侵入人體骨髓、損傷大腦等毒害人體的情況發生，因此不可服用。但人們卻荒謬地認為水銀為煉就不老之丹的仙品。

李時珍以此為例，說明了沒有什麼藥物服用後會使人長生不老的，靠藥物來長生不老的說法實為騙人。他認為養生的目的，不是為了追求「不死」的境界，而是讓人在健康的基礎上，盡享天年。所以，在撰寫《本草綱目》時，他明確地提出了「煉仙丹不如善養生」的觀點。

人體，其實就是一個小宇宙。所謂「養生」，就是應當讓人體這個小宇宙，順應外界這個大宇宙。天人合一，順勢而為，這是養生的一個基本點。只是，人和人的個體差異大不一樣，如有的人天生體虛，有的人天生體壯，有的人又高又胖，有的人又瘦又小。所以，養生無非就是兩點：第一是瞭解自己，第二是瞭解自然。

中老年人要瞭解人體這個「小宇宙」，瞭解自己的身體特徵，並根據自己的性格，去尋找適應環境的有效方法，找到適合自己的食物和飲食方法；瞭解了「小宇宙」，還要瞭解世界這個大宇宙，認識其陰陽消長、四時迭變的規律，找到自身和自然的最佳結合點，也就是找到最適合自己的養生之道。

誠然，「知人難，知己更難」，瞭解自己是一個比較困難的過程。一方面，需要自己在成長中不斷地領悟；另一方面，也要從別人那裡得到一些有益的幫助。畢竟，研究人體是一門複雜的科學。而瞭解自然，最基本的就是瞭解食物、藥物的特性和風格。什麼樣的體質適合吃什麼樣

的食品，哪些食品與年齡的不同階段相匹配，不同的季節適合吃什麼樣的食物，在不幸患上某些疾病後該吃什麼樣的食物等，這都需要我們中老年朋友去學習和瞭解。掌握這些知識，是養生的基礎和長壽的根本。

李時珍主張用不同性質的食物，糾正或調理人的體質或病態，由調節生理平衡，防病治病，對已經出現的寒、熱、虛、實等情況，及時採用食療加以調治。

1. 熱則寒之

如小便熱淋，可選用品性寒涼的食物，取生藕汁、葡萄汁、生地黃適量混合到蜂蜜裡，每次溫服一小杯；如實熱，肺病出血，可取鮮百合搗汁和水一起喝下，也可用百合湯；虛熱，咳嗽，口乾，可以取青高粱米煮粥，加入甘蔗汁，有清熱作用。

2. 寒則熱之

如寒證，一是由辛溫來散寒，如頭痛發熱，可取連根蔥白 2 根，煮大米粥喝，並加少量的醋熱飲，以發散外寒；二是補虛以散寒，如脾虛陰虧，可以取煉牛髓、胡桃肉、杏仁泥各 200 克，山藥 250 克，煉蜜 500 克，搗成膏狀煮熟服下；三是溫中以散寒，如炒烏豆能治月經不調。

3. 虛則補之

根據虛實表裡、氣血陰陽，選擇相應食物，如治肝虛水腫，取豬肝 3 塊，綠豆 100g，陳米 1 碗，煮粥吃。

4. 實則瀉之

《素問・三部九侯論》：「必調其氣之虛實，實則瀉之。」如肺受外邪侵襲而治氣上喘促，可取杏仁 50 克去

尖、皮，搗碎後煮米粥。

李時珍主張食藥配合，互為輔佐，一是先攻後養，先以藥祛邪，後以食補正，如慢性胃炎常先用茯苓、白朮等治療，再用米湯、米粥養胃氣、補正氣；二是消減藥物的毒性，如治療頭痛、中風，因綠豆可以降低附子的毒性，故取附子與綠豆一起煮（煎煮時間需稍長，更有利於消除附子毒性），綠豆煮熟後棄附子不用，只服綠豆。

5. 注意禁忌

一是食物之間的禁忌，如吃瓜類時禁止吃油性大葷，以防滑腸腹瀉，消化不良；二是藥物之間的禁忌，如服中藥煎劑時，禁止吃豬肉、豬油、狗肉、羊肉等動物脂肪，禁止吃蔥、蒜、芫荽等腥燥之物。

李時珍的養生智慧不僅體現在本草養生的方面，他在長期的實踐中，總結出以下的經驗：

1. 堅持六個「少」

少鹽多醋，少糖多果，少肉多菜，少藥多食，少睡多行，少憂多眠。

2. 踐行八字訣

童心，蟻食，龜慾，猴行。

意思是說：童心，懷著一顆天真好奇的赤子之心，對一切都感到好奇，興致勃勃；蟻食，少吃多餐，每餐只要七八分飽；龜慾，無慾者也，心境淡泊，絕不急功近利；猴行，雙腳輕巧，走動快捷，多多運動，多多鍛鍊。

3. 保證「四通」

通血脈、通氣血、通心氣、通腸胃。要做到吃得下、

睡得著、拉得淨、放得開。

　　由此可見，李時珍有著非常科學的養生體驗，他活到
75 歲，在當時的年代是非常高壽的。李時珍一生治病救
人、著書立作，尤其是他歷時 20 年編寫了著名的《本草
綱目》。為編寫此書，他遠涉深山曠野，遍訪名醫宿儒，
若沒有健康的體魄，恐怕不能完成這樣艱巨的工作。可見
李時珍的養生經驗是有效的，值得後世人們傚法和學習。

《本草綱目》中的粥養生

　　食粥養生在我國有很悠久的傳統，粥在古代稱
「糜」，厚粥稱「饘」，薄粥稱「酏」。《周書》上稱「皇
帝使烹穀為粥」，這大概是最早關於粥的記載了。千百年
來，粥一直為人們喜愛且百吃不厭的食物。

　　粥可調節胃口，增進食慾，補充身體需要的水分。它
味道鮮美、潤喉易食，營養豐富又易於消化，實在是中老
年人養生保健的佳品。

　　《本草綱目》盛讚粥極柔膩，與腸胃相得，最為飲食
之妙訣；並告誡世人：「大致養生求安樂，亦無深遠難知
之事，不過寢食之間爾。故作此勸人，每日食粥，勿大笑
也。」每日早起，食粥一大碗，空腹胃虛，穀氣便作，所
補不細，又極柔膩，與腸胃相得，最為飲食之妙訣。喝粥
使腸胃得到滋養，卻不會增加消化系統的負擔，也不會導
致肥胖。晚間喝粥，還能幫助睡眠，與喝牛奶有異曲同工
之妙。食粥還可以輔助中老年人治療各種疾病，尤其是各

種養生粥，具有祛病養生的療效，使人延年益壽。

《本草綱目》中就對多種養生粥進行了描述：「赤豆粥利尿消腫，菱粉粥固精明目，粟子粥補腎強膝，百合粥潤肺調中，蘿蔔粥消食利膈，油菜粥調中下氣，薺菜粥明目利肝，韭菜粥溫腎暖下。」

藥粥製作的方法不僅影響味道，還直接影響養生治病的效果。現在煮粥的方式越來越多，家庭用的高壓鍋、電飯煲、微波爐都可煮粥，而方法則通常用傳統的煮和燜。煮法即先用旺火煮至滾開，再改用小火將粥湯慢慢收至稠濃。粥不可離火，而且要求高的是粥須一直用小火煨至爛熟。燜法是指用旺火加熱至滾沸後，倒入有蓋的木桶內，蓋緊桶蓋，燜約 2 小時即成。此法做粥香味更加純正、濃厚，中老年朋友選擇此法更佳。

另外，粥熬好後，我們常常會發現粥上面浮著一層細膩、黏稠、形如膏油的物質，那個就是粥油，是最養人且好吃的東西，具有很強的滋補作用，其營養價值甚至可以和參湯媲美。清代《本草綱目拾遺》中記載粥油：「黑瘦者食之，百日即肥白，以其滋陰之功，勝於熟地，每日能撇出一碗，淡服最佳。」常喝粥油，能補益元氣，可以起到益壽延年的效果。

因此，對於脾胃之氣逐漸開始虛弱的中老年人老說，粥是養胃補氣的佳品，在日常生活中應注意運用粥來進行養生保健。

第十章

《本草綱目》
中的不同體質四季養生秘方

春季養生秘方

春天是陽長陰消的開始，天氣漸暖，萬物復甦，人們的活動亦隨之增多。

因此，春季時應順應陽氣生發這一特點，適量服用升陽助氣的藥物和食物，中藥如杜仲、枸杞、天麻、丹參、延胡索、柴胡等；食物可選羊肉、韭菜、大蒜、蝦仁、紅棗等。

中醫認為，春天萬物生發，與五臟中「肝」的特性一致，因此春季應以養肝為主，中老年人可多吃疏肝理氣的食物，如雞肝、豬血、菠菜、薺菜等。

根據五行相生相剋原理，木旺則乘脾，因此肝氣升發常會在一定程度上影響脾臟的運化功能，所以很多中老年人在春季會出現胃口不佳、飯量減少等表現，故應根據五味入五臟的原理（酸、苦、甘、辛、鹹對應肝、心、脾、肺、腎），少食酸而多食甜以助養脾臟。

另外，人體胃腸道常常因經過冬季長期的進補後而存在積滯較重的情況，故中老年人應在春季多吃富含纖維素的蔬菜和野菜，以通便去火排毒。

對於不同體質的中老年朋友來說，春季養生秘方具體有哪些呢？

（一）平和體質

平和體質，表現為：面色紅潤、精力充沛、臟腑功能狀態良好，春季養生注意飲食搭配合理即可。

薑汁菠菜

【材料】菠菜 300 克，薑汁 10 克，鹽、醬油、香油、味精、醋、花椒油各適量。

【做法】

❶ 菠菜洗淨，去根，切成長度 3 公分左右的段備用。

❷ 湯鍋洗淨後倒入清水，少許鹽和油，置於火上大火燒沸，倒入菠菜段焯至斷生，然後撈出瀝乾水分，裝盤放冷備用。

❸ 將薑汁、鹽、醬油、香油、味精、醋、花椒油倒在處理好的菠菜段上，拌勻即可。

（二）氣虛體質

氣虛體質，表現為：形體消瘦或偏胖，體倦乏力，面色蒼白，語聲低怯，常自汗出，且動則尤甚，心悸食少，舌淡苔白，脈虛弱。飲食調養上，應注意滋補元氣。

春日元氣茶

【材料】乾玫瑰花蕾 5 克，黃蓍、西洋參、枸杞各 3 克。

【做法】

❶ 所有材料洗淨後放入保溫杯，加 250 毫升沸水沖泡，加蓋燜約 20 分鐘，即可飲用。

❷ 或者所有材料洗淨後放入砂鍋，加適量清水，文火熬煮 45~60 分鐘，澄出藥汁代茶飲用即可。

（三）陽虛體質

陽虛體質，表現為：手腳冰涼，畏寒肢冷，唇色蒼白，少氣懶言，嗜睡乏力。春分本來應是陰陽平衡的時期，但陽虛之體中陽弱不能與陰平衡，容易發生腹瀉，應該科學膳食，注意溫補。

核桃仁炒春韭

【材料】春韭 250 克，核桃仁 50 克，麻油 30 克，鹽、味精各適量。

【做法】

❶ 核桃仁、麻油同時倒入炒鍋中，置火上小火炒香備用。

❷ 韭菜洗淨後切成寸段備用。

❸ 炒鍋洗淨、擦乾並置於火上，燒熱後倒入少許油，待油八成熱時倒入韭菜快速炒熟，並加少許鹽、味精調味，然後放核桃仁炒勻，即可裝盤食用。

（四）陰虛體質

陰虛體質，表現為：皮膚乾燥，手腳心發熱，臉潮

紅，眼睛乾澀，口易渴，大便易乾結。飲食上應注意滋陰潤燥。

天麻枸杞鱸魚湯

【材料】鱸魚 1 條，新鮮山藥 120 克，米酒 20 克，枸杞 15 克，天麻、菊花各 10 克，薑 3 片，鹽適量。

【做法】

❶ 山藥洗淨、去皮，切成滾刀塊備用；天麻、菊花洗淨並裝入乾淨棉布或紗布袋中備用；鱸魚洗淨、去鱗及內臟備用。

❷ 大號湯鍋洗淨，放入藥袋並加適量清水，置火上大火煮滾後轉小火煎煮 45 分鐘。

❸ 煎煮藥袋 45 分鐘後撈出扔掉，然後將鱸魚、山藥、米酒、枸杞、薑片一起下入藥湯中，中火煮到魚熟透，再加適量鹽調味即可。

（五）血瘀體質

血瘀體質，表現為：有黑眼圈，痛經，年長者血液黏稠，皮膚易出現瘀血斑點。飲食上應多吃些行氣活血作用的食物。

祛斑靚膚茶

【材料】乾桃花花苞 5 克，乾檸檬片、乾玫瑰花蕾各 3 克，乾紅棗 3 枚。

【做法】將所有材料一起洗淨後放入保溫杯中，用 300 毫升開水沖泡，加蓋燜 10 分鐘後即可飲用。

（六）濕熱體質

濕熱體質，表現為：易生粉刺和暗瘡，有口臭，小便黃。飲食上可適量吃燥濕清熱的食物。

參苓健骨瘦肉粥

【材料】豬棒骨 500 克，大米 100 克，精瘦肉 30 克，石斛 15 克，黨參、茯苓各 10 克，木瓜、杜仲各 3 克，生薑 3 片，鹽適量。

【做法】

❶ 石斛、黨參、茯苓、木瓜、杜仲洗淨後裝入棉布或細紗布小袋中，紮緊袋口備用。

❷ 精瘦肉洗淨切成細絲備用。

❸ 豬棒骨洗淨放入湯鍋，加 1500 毫升清水，並放入準備好的藥袋和薑片，置火上大火燒開後撇去浮沫，轉小火熬煮 2~3 小時，至骨湯濃縮為 500 毫升左右關火，澄出乾淨無渣的骨湯備用。

❹ 大米淘洗乾淨，瀝乾水後和骨湯一起倒入粥鍋，熬煮成質地稠厚的米粥，然後倒入瘦肉絲攪勻，待肉絲熟透後關火，加適量鹽調味即可食用。

夏季養生秘方

夏季是陽氣最盛的季節，也是人體新陳代謝最旺盛的時候，人體出汗過多而容易丟失津液。夏季暑熱過盛，容易影響脾胃運化功能，干擾機體的陰陽平衡，這對於脾胃

消化功能相對較弱的中老年朋友來說，應該以清淡飲食為主，遵循甘涼、清熱、少油膩的特點，所致藥膳性質宜偏涼、平和。

中藥宜選地黃、薄荷、芡實、白朮、金銀花、藿香等，食物宜選綠豆、薏米、茄子、鴨肉、河蝦、蠶豆、黃瓜等，以達清火養陰、化濕運脾、發汗洩熱之效。

中醫認為，心色赤，五行屬火，而通夏氣。也就是說，心氣在夏季最為旺盛，功能最強，而夏熱極易耗傷心陰，因此在夏季必須及時養護心臟。

中老年人可多食養心安神、補養心陰之藥食，如枸杞子、蓮子、麥冬、天門冬、沙參、玉竹、苦瓜、太子參、西瓜等。

夏季貪涼或過食生冷之物，易導致脾胃虛弱、腹瀉發熱。對於感冒的中老年人來說，不應在患病期間過多地服用偏寒涼的藥膳。因為此時人體的陽氣已經因寒涼而受傷，不再旺盛，所以清熱也不宜太過。

那麼，對於不同體質的中老年朋友來說，夏季養生有哪些具體秘方呢？

（一）平和體質

平和體質，夏日飲食只需順應自然，不要輕易打破自身的陰陽平衡，即可達到強身健體的目的。還可以食用一些散熱解暑之品，以防火邪傷身。

銀花露

【材料】金銀花 5 克，白砂糖適量。

【做法】金銀花洗淨，和白砂糖一起放入砂鍋，並加入 500 毫升清水，大火燒開後轉小火煎煮，至鍋內花露濃縮為原量的 1/3 時關火，澄出藥汁飲用即可。

（二）氣虛體質

由於夏季天氣炎熱，出汗多，容易消耗人體的「氣」，對於氣虛體質來說無異於雪上加霜，因此，這類人群要避免過食生冷，飲食應以溫為主，同時要補養氣血。

紅棗粥

【材料】粳米 100 克，乾紅棗 20 克。

【做法】將粳米、乾紅棗洗淨，一起放入粥鍋，並加 600 毫升清水煮成粥食用即可。

（三）陽虛體質

陽虛體質的人夏季飲食中，應注意適當吃一些性溫的食物。

芡實粉粥

【材料】大米 100 克，芡實粉 50 克。

【做法】大米洗淨，和芡實粉一起放入粥鍋，加 700 毫升清水，文火煮成粥食用即可。

（四）陰虛體質

陰虛體質者體型多瘦長，經常感到手腳心發熱，眼睛乾澀，口乾咽燥，總想喝水。夏季在飲食上應食用一些滋陰益氣的食物。

銀耳粥

【材料】粳米 100 克，乾紅棗 20 克，乾銀耳 15 克。

【做法】

❶ 粳米淘洗乾淨，乾紅棗洗淨、去核、切碎，乾銀耳洗淨用冷水泡發。

❷ 把準備好的材料一起放入粥鍋，加 700 毫升清水，置文火上煮成粥食用即可。

（五）血瘀體質

血瘀體質，面色偏暗，舌下的靜脈瘀紫。皮膚比較粗糙，常見表情抑鬱、呆板，面部肌肉不靈活。容易健忘、記憶力下降。而且因為肝氣不舒展，還經常心煩易怒。這樣的人夏季飲食安排仍應注意活血化瘀，忌食寒涼。

多吃：黑豆、黃豆、香菇、茄子、油菜、芒果、番木瓜、海藻、海帶、紫菜、蘿蔔、胡蘿蔔、金桔、橙、柚子、桃、李子、山楂、醋、玫瑰花、綠茶、紅糖、黃酒、葡萄酒等具有活血、散結、行氣、疏肝解鬱作用的食物。

酸甜玫瑰花茶

【材料】玫瑰花 10 克，山楂 10 克。

【做法】洗淨，開水沖泡。

（六）濕熱體質

濕熱體質，面部和鼻尖總是油光發亮，臉上容易生粉刺，皮膚容易瘙癢。常感到口苦、口臭或嘴裡有異味，脾氣比較急躁。濕熱體質的人最怕暑濕季節，除用清熱祛濕

的食物調理外，還要多喝水，最好能夠適當喝些祛暑利濕的涼茶。

百合粉粥

【材料】粳米 100 克，百合粉 40 克，綿白糖適量。

【做法】大米洗淨，和百合粉一起放入粥鍋，加 700 毫升清水，文火煮成粥，食用時加適量綿白糖調味即可。

秋季養生秘方

秋天，天氣逐漸轉涼，秋風漸起，氣候乾燥，是陰長陽消的時候，易感受燥邪。在秋季，人體代謝開始趨於平緩；若天氣忽冷忽熱，變化急遽，體內的陰陽平衡容易被打破，夏季未消的餘火變成燥火為患，使人出現口乾、咽燥、咳嗽、皮膚乾燥等症狀。故「潤燥」成為中老年人秋季養生的重點，食物應選擇山藥、鴨肉、蓮藕、蜂蜜、梨、芝麻等，藥材應選五味子、黃精、沙參、石斛、百合、菊花等。

另外，為防止秋燥的傷害，我國古代醫家有一個最佳飲食良方：「朝朝鹽水，晚晚蜜湯」，即白天喝點鹽水，晚上則喝點蜜水，這既是補充人體水分的好方法，又是秋季養生、抗拒衰老的飲食良方，還可以防止因秋燥而引起的咳嗽、便秘等症。

中醫認為「秋氣通於肺」，而肺喜潤勿燥，中老年朋友調理時應以清平滋潤為主，不宜過食煎炸烤之品。此時還應根據天氣寒溫及個人身體狀況選擇相應的涼性或平性

藥膳，溫補之品最好少用。

具有潤肺之效的食物有木耳、銀耳、白菜、豬肺等，藥材包括杏仁、銀杏、枇杷葉等。

另外，因秋天氣候乾燥，中老年人應少用辛燥食品，如辣椒、生蔥等。同時，還應警惕「秋瓜壞肚」，秋季瓜果繁多，但不論是西瓜還是香瓜、甜瓜等都不能恣意多吃。因秋季為陽氣內收之時，過食生冷以導致陽氣損傷，而生他病。

不同體質的中老年朋友，秋季養生的秘方有哪些呢？

（一）平和體質

平和體質的人在秋天乾燥的氣候中，會出現輕度的口乾、皮膚乾燥，偶有小便色稍黃，只需適量多飲水以補充水分即可。同時可配以滋陰潤肺之品以助身體健康。

雙雪糖水

【材料】雪梨 50 克（大約 1 個），乾雪耳 30 克，百合、甜杏仁各 20 克，紅蓮子 10 克，冰糖適量。

【做法】

❶ 雪耳用冷水提前泡發，摘去發黃的硬蒂，洗去雜質，撕成小朵備用。

❷ 甜杏仁用開水泡軟，去皮、尖備用。

❸ 紅蓮子洗淨、泡開，摘去蓮心備用。

❹ 百合洗淨，用冷水泡軟備用。

❺ 雪梨洗淨、削皮、去核，切成小塊備用。

❻ 把準備好的所有材料一起放入砂鍋，加適量水，

大火燒開後轉小火煲 3 小時至雪耳軟糯，最後加入冰糖調味即可。

（二）氣虛體質

氣虛體質者在秋季，可多吃補氣的食物調理。

山藥百合大棗粥

【材料】大米 150 克，山藥 90 克，百合 40 克，乾大棗、薏苡仁各 30 克。

【做法】

❶ 山藥洗淨、去皮，切成小塊備用。

❷ 百合、乾大棗、薏苡仁洗淨備用。

❸ 大米淘洗乾淨，和準備好的其他材料一起放入粥鍋，加足量清水一起煮成粥即可食用。

（三）陽虛體質

陽虛體質者陽氣不足，以畏寒怕冷、手足不溫等虛寒表現為主要特徵。秋季飲食中，應多吃補陽的食物。

蓯蓉羊肉粥

【材料】瘦羊肉 250 克，大米 100 克，肉蓯蓉 20 克。

【做法】瘦羊肉、肉蓯蓉都洗淨切成薄片，和淘洗乾淨的大米一起放入粥鍋，加足量清水一起煮成粥食用即可。食用時，可根據口味加入鹽等調味料。

（四）陰虛體質

陰虛體質者陰液虧少，以口燥咽乾、手足心熱等虛熱

表現為主要特徵。體型偏瘦，手足心熱，口燥咽乾，鼻微乾，喜冷飲，大便乾燥，舌紅少津，脈細數；性情急躁，外向好動，活潑。應多吃補陰的食物，如鴨肉、蕎麥、小麥、甲魚、銀耳、黑木耳等。

生地粥

【材料】粳米 75 克，生地黃 25 克，白砂糖適量。

【做法】

❶ 生地黃洗淨，加適量清水置於火上，大火煮沸後轉文火煎煮 30 分鐘，離火澄出藥汁；然後再如前法煎煮一次；將兩次澄出的藥汁合併搖勻，放在火上煎煮，濃縮成 100 毫升濃汁備用。

❷ 大米洗淨煮成白粥，趁熱加入生地汁，攪勻，加入適量白糖調味即可。

（五）血瘀體質

血瘀體質者在乾燥的秋季，要多吃活血的食物。

五彩蜜果露

【材料】菠蘿 250 克（約半個），蘋果、梨、檸檬各 50 克（約 1 個），荸薺 40 克（約 10 粒），楊梅 30 克（約 10 粒），白糖適量。

【做法】

❶ 蘋果、鴨梨、菠蘿洗淨去皮，分別用圓珠勺挖成圓珠。

❷ 荸薺洗淨去皮，楊梅洗淨待用。

❸ 將白糖加入 50 毫升清水中，置於鍋內燒熱溶解。

④ 檸檬榨汁，加入冷卻後的白糖水中。

⑤ 把準備好的 5 種水果在玻璃盤中擺成喜歡的圖案，再將白糖檸檬汁淋上即可食用。

（六）濕熱體質

濕熱體質者在秋季，飲食應以清淡為主。

清補瘦肉湯

【材料】瘦豬肉 250 克，薏苡仁、淮山藥各 10 克，蓮子、百合、玉竹、茨實各 5 克。

【做法】

① 將瘦豬肉洗淨，放在滾水中煮 5 分鐘，撈出備用。

② 將薏苡仁、淮山藥、蓮子、百合、玉竹、茨實全部洗淨，裝入棉布或細紗布的小袋中紮緊口備用。

③ 把準備好的豬肉和藥包一起放入砂鍋，加足量清水，置大火上燒開，然後轉文火煲 3 小時左右，加入適量鹽調味即可飲用。

冬季養生秘方

冬季寒冷，大地收藏，萬物皆伏。人與自然相應，機體也處於收斂潛藏的階段，基礎代謝水平降低，消耗減少，吸收能力增強，所以冬季是最佳調補季節。由於冬季天寒地凍，進補溫熱的食物或藥物不容易上火，所以中老

年人選擇藥膳時應以滋補為主，儘量遵循「厚味溫補」的原則，即營養豐富、味道甘美，性質溫熱。

可適當選用羊肉、蝦、韭菜、桂圓、木耳、栗子、核桃、甲魚等食物；也可多吃些薯類，如甘藷、馬鈴薯等；還可多吃蔬菜類，如大白菜、圓白菜、白蘿蔔、黃豆芽、綠豆芽、油菜等。

中醫認為，很多人身體陽氣不足，往往感到手足不溫，脘腹冷痛、下利清穀等現象，這都是寒邪傷陽、腎氣虛弱，抑制了生理功能的結果。因此，中老年人冬季進補需根據中醫「虛則補之，寒則溫之」的方法，堅持補腎陽、祛寒邪，為來年「春生夏長」做好準備。常用的養腎助陽的食物有牛肉、羊肉、雞肉、狗肉、蝦仁、韭菜、鵪鶉、山藥等；有補腎壯陽之效的藥材有人參、鹿茸、杜仲、菟絲子、附子、黑芝麻、桂圓肉等。

另外，冬季忌食寒性物。冬三月花草凋零、冰凍蟲伏，是自然界萬物閉藏的季節，人的陽氣也要潛藏於內，脾胃功能相對虛弱，若再食寒涼，宜損傷脾胃陽氣。因此，中老年朋友冬季應少吃荸薺、柿子、生蘿蔔、生黃瓜、西瓜、鴨等性涼的食物；同時，不要吃得過飽，以免引起氣血運行不暢，更不要飲酒禦寒。

不同體質的中老年朋友在冬季養生秘方主要有：

（一）平和體質

平和體質之人體內陰陽平衡，臟腑功能狀態極佳。因此冬季飲食也不宜過分滋補，清淡、營養均衡即可。

酸菜燉粉條

【材料】酸菜 250 克，粉條 150 克，油、鹽、薑片、蔥段、料酒各適量。

【做法】

❶ 酸菜洗淨，粉條切段。

❷ 鍋放油燒熱，放蔥薑爆香，下入處理好的酸菜和粉條快速翻炒，同時烹入料酒，加入香油、鹽炒勻，加水燉 10 分鐘起鍋裝盤即成。

（二）氣虛體質

氣虛體質者冬天應以益氣補氣的食物調理，不宜進食黏膩或堅硬難消化的食物。

海米炒油菜

【材料】油菜 200 克，海米 50 克，雞湯、鹽、味精各適量。

【做法】

❶ 海米洗淨，用溫水發透備用。

❷ 洗菜洗淨，切成寸段備用。

❸ 炒鍋置火上燒熱，放入少量植物油，待油七成熱時下入油菜段和泡好的海米快速翻炒，同時加入雞湯、鹽、味精調味，待油菜熟透後關火裝盤即可。

（三）陽虛體質

陽虛體質者冬天應以溫陽暖胃的食物調理，不宜食用

冰鎮食品等寒冷性質的食物。

羊肉粥

【材料】取鮮羊肉 100 克，粳米 100 克，鹽、蔥、薑適量。

【做法】

❶ 羊肉洗淨切片，蔥、薑切成碎塊備用。

❷ 將粳米淘洗乾淨，同羊肉及調味品一同放入鍋內，加清水適量，先用大火煮沸，再用文火熬成粥即可。

（四）陰虛體質

陰虛體質者在冬天，應以養陰清潤的食物調理，不宜食用溫熱屬性的食物。

栗子燉白菜

【材料】生栗子 200 克，鴨湯、白菜條各 200 克，濕澱粉、鹽、味精適量。

【做法】

❶ 將生栗子去殼，切成兩半備用。

❷ 把處理好的栗子用鴨湯適量煨至熟透，然後放入白菜條，同時放入鹽、味精少許，白菜熟後用濕澱粉勾芡即可。

（五）血瘀體質

血瘀體質者面色晦滯、眶唇色暗、肌膚乾燥，冬天應以行氣活血的食物調理。

補血養血粥

【材料】大米 200 克，枸杞、紅棗、花生、蓮子、南瓜粉、小米、黑豆各 20 克。

【做法】把所有材料全部洗淨，一起放入粥鍋，加足量的清水，煮成粥即可食用。

（六）濕熱體質

濕熱體質者肢體煩重，口中黏膩；冬天應以清熱利濕的食物調理；忌烈酒、咖啡、魚子、蝦蟹和過鹹、過甜、不易消化的食物。進食易引起胸悶咳嗽、痰多黏稠色黃、小便黃短、大便不爽等症狀。

板藍根燉豬肘

【材料】豬前肘 1 個，板藍根 8 克，薑 3 片，蜜棗 1 粒，鹽適量。

【做法】

❶ 豬肘洗淨，燙去表皮的硬毛備用。

❷ 板藍根洗淨，和豬肘、蜜棗、薑一起放入燉盅，大火燒開，撇去浮沫後轉小火煲 3 小時左右，加入適量鹽調味即可飲用。

◀第十一章▶
《本草綱目》中的養筋骨秘方

中老年人為什麼要養筋骨

所謂筋骨，就是人體的筋肉和骨骼，屬於人體的運動系統，經常鍛鍊的人其筋骨會很強健。

人的筋骨在青壯年時期最為強健，即便發生傷筋動骨的情況，很快就能恢復。而步入中老年後，筋骨變得不那麼靈活了，行動開始變得遲緩，一旦發生骨折，就很難康復。因此中老年人要格外小心摔傷，保護筋骨。

筋骨與人體的肝、腎兩臟關係最為密切，中醫認為肝主筋，腎主骨，即人體的筋與肝的功能密切相關，人體的骨與腎的功能密切相關。

《靈樞・九針論》記載：肝主全身筋膜，與肢體運動有關；肝的氣血充盛，筋膜有所充養，則筋力強健，運動靈活；肝的氣血虧虛，筋膜失養，則筋力不健，運動不利。《素問・上古天真論》中記載：「七八，肝氣衰，筋不能動。」即男子五十六歲之後肝氣衰敗，筋不能動，導致行動遲緩困難。

《素問・宣明五氣篇》記載：「五臟所主……腎主骨。」這裡的「主」，有主持的意思。骨骼起支持人體的作用，

為人身之支架。骨之所以能起這樣的作用，依賴於骨髓的營養。骨髓由腎精所化生，因此，腎的精氣盛衰直接影響骨骼的營養和功能。

由此可見，腎精充足，髓化生有源，骨質得養，則發育旺盛，骨質緻密，堅固有力；反之，如腎精虧虛，骨髓化生無源，骨骼失其滋養。

因此，中老年人大多有骨質疏鬆、腰椎間盤突出等筋骨類疾病，西醫治療的辦法是單純補鈣，增加骨鈣含量，這樣能夠緩解骨質疏鬆。

而中醫認為腎主骨生髓，若想強壯筋骨則應從補益肝腎入手，滋養肝血、填充腎精，從而使筋骨變得更加強健。李時珍在長期的醫療實踐中發現了大量可以滋養筋骨的藥食之材，並且將其記載在《本草綱目》中。這些食材和藥材，對強身健體、補益肝腎有較強的功效。

粳　米

粳米性平、味甘，歸脾、胃經，具有補中益氣、平和五臟、止煩渴、止瀉、壯筋骨、通血脈、益精強志、好顏色之功。《本草綱目》記載粳米：「粳米粥：利小便，止煩渴，養腸胃。炒米湯：益胃除濕。」

粳米為養胃之穀物，性味平和，無特殊飲食禁忌。

粳米常用食療方：

粳米紅糖粥

【材料】粳米 100 克，紅麴米 30 克，紅糖適量。

【做法】

❶ 將粳米、紅麴米分別揀出雜質，用清水淘洗乾淨。

❷ 將鍋中放入洗好的粳米和足量清水，大火煮沸後加入紅麴米，再度沸騰後轉小火，直至煮成稠粥。

❸ 在煮好的粥中加入適量紅糖調味，即可食用。

蓯蓉羊腰粥

【材料】粳米 100 克，羊腰 1 個，肉蓯蓉 10 克。

【做法】

❶ 羊腰洗淨，剝去表麵筋膜後對剖開，將裡面的白色部分徹底切除，然後切成碎末備用。

❷ 肉蓯蓉洗淨，粳米淘洗乾淨。

❸ 把準備好的所有材料一起放入粥鍋，加足量清水，煮成粥即可食用。

鹿角膠粥

【材料】粳米 100 克，鹿角膠 6 克，白糖適量。

【做法】將粳米淘洗乾淨，放入鍋中加足量水煮成粥後，趁熱放入打碎的鹿角膠攪拌至其完全溶解，再加適量白糖即可。

百合粳米粥

【材料】百合、粳米各 50 克，杏仁 10 克，白糖適量。

【做法】將百合、粳米、杏仁全部洗淨，一同放入鍋中，加足量水熬製成粥，食用時加入適量白糖即可。

核桃粳米粥

【材料】粳米 100 克，核桃仁 30 克，杜仲 20 克，補骨脂 10 克，冰糖適量。

【做法】

❶ 將補骨脂、杜仲洗淨，放入鍋中加水用大火煮開，然後轉文火煮 20 分鐘，關火澄出藥汁備用。

❷ 將粳米淘洗乾淨，核桃仁洗淨，和藥汁一起放入粥鍋煮成粥，使用時加入適量冰糖即可。

杜　仲

杜仲性溫，味甘微辛，有補肝腎、強筋骨、降血壓等功效。對肝腎虛弱而致的腰痛、膝腿痠痛無力、筋骨痿軟有很好的療效，對中老年人腎氣不足、腰膝疼痛、腿腳軟弱無力、小便餘瀝者尤宜。

杜仲的食用禁忌：

本品為溫補藥，陰虛火旺者慎用。《本草綱目》中記載杜仲：「腎虛火熾者不宜用。」

杜仲常用食療方：

杜仲豬腳煲

【材料】杜仲 45 克，豬腳 1 隻，薑 3 片，大蔥 1 段，料酒、醬油、精鹽各適量。

【做法】

❶ 豬腳洗淨，去除表面的硬毛備用。

❷ 杜仲洗淨，和處理好的豬腳、蔥、薑一起放入鍋

中，加足量清水大火燒開，撇去浮沫後倒入醬油和料酒，然後轉小火煲 2~3 小時，待豬腳熟爛後加入鹽調味即可。

杜仲黨參煲乳鴿

【材料】乳鴿 1 隻，杜仲 25 克，黃蓍、黨參各 15 克，薑 3 片，鹽適量。

【做法】

❶ 將乳鴿宰殺、褪毛、開膛取出內臟。

❷ 杜仲、黃蓍、黨參洗淨。和薑片及處理好的乳鴿一起放入鍋中，加足量清水，大火煮沸後改小火煮約 3 小時，加鹽調味即可。

杜仲核桃煲兔肉

【材料】雞湯 400 克，兔肉 200 克，西芹 50 克，核桃仁 30 克，杜仲 10 克，蔥 1 段，薑 3 片，鹽適量。

【做法】

❶ 杜仲洗淨、烘乾，碾成細粉備用。

❷ 兔肉洗淨，切成 1 公分見方的丁；西芹切成 1 公分長的碎丁；核桃仁洗淨掰成與兔肉丁大小相近的碎塊。

❸ 炒鍋洗淨置火上燒熱，然後倒入植物油，待油六成熱時下入蔥、薑爆香，然後下入兔肉、核桃仁、杜仲粉、西芹，加鹽炒勻，再加入雞湯，用武火燒沸，再用文火煲 35 分鐘即可。

杜仲粥

【材料】大米 100 克，杜仲 30 克。

【做法】

❶ 杜仲洗淨、烘乾，碾成細粉備用。

❷ 大米淘洗乾淨，和杜仲粉一起放入粥鍋，加清水
1000 毫升，一起煮成粥即可。

巴戟杜仲煲牛尾

【材料】 去皮牛尾 800 克，巴戟天 25 克，杜仲 20
克，陳皮 15 克，乾黑棗、桂圓肉各 10 克，枸杞 6 克，白
胡椒粒 5 克，鹽適量。

【做法】

❶ 牛尾洗淨，從骨節處分解開，焯至斷生，撈出備
用。

❷ 將巴戟天、杜仲、黑棗、陳皮、桂圓肉和枸杞洗
淨備用。

❸ 湯鍋洗淨，倒入 4000 毫升清水，置火上大火燒
沸，然後放入枸杞和鹽之外的所有材料，待再次
沸騰後小火煲 3 小時。

❹ 最後放入枸杞再煮 30 分鐘關火，食用前加鹽調味
即可。

枸　杞

　　枸杞性平，味甘，有滋補肝腎、益精明目的功效。
《本草綱目》記載：「枸杞，補腎生精，養肝……明目安
神，令人長壽。」

　　枸杞子自古就是滋補養人的上品，有延緩衰老的功
效，所以又名「卻老子」，為扶正固本、生精補髓、滋陰

補腎、益氣安神、強身健體、延緩衰老之良藥。

枸杞食用禁忌：

枸杞性質平和，無特殊食用禁忌，但是有些食用注意需要瞭解：枸杞子溫熱身體的效果相當強，不宜和過多藥性溫熱的補品（如桂圓、紅參、大棗等）共同食用；枸杞子是潤而滋補之品，腹瀉之人不可服用；感冒發熱、身體有炎症、腹瀉、高血壓、性情太過急躁的人，或平時大量攝取肉類導致面泛紅光的人最好不要食用。

枸杞常用食療方：

枸杞紅茶
【材料】紅茶 6 克，枸杞 3 克。

【做法】將紅茶、枸杞一起放入杯中，用沸水沖泡，加蓋燜 10 分鐘即可飲用。

枸杞菊花茶
【材料】枸杞、乾菊花各 6 克。

【做法】將紅茶、乾菊花一起放入茶杯，用沸水沖泡，加蓋燜 5 分鐘即可飲用。

枸杞銀耳羹
【材料】枸杞 25 克，蜂蜜 20 克，水發銀耳 15 克。

【做法】將銀耳、枸杞一起放入乾淨的搪瓷或不鏽鋼奶鍋中，加適量清水，用文火煎成濃汁關火，待稍放涼後加入蜂蜜調勻，然後裝入乾淨的密封罐中，飲用時取出適量，用溫開水沖調飲用即可。

枸杞豬腰粥

【材料】粳米 100 克，豬腎 1 個，枸杞 10 克，蔥、薑、鹽各適量。

【做法】

❶ 豬腎洗淨，剝去表面筋膜後對剖開，將裡面的白色部分徹底切除，然後切成碎末備用。

❷ 枸杞洗淨，粳米淘洗乾淨。

❸ 把處理好的材料和蔥、薑、鹽一起放入粥鍋，加足量清水煮成粥即可。

枸杞酒釀蛋

【材料】酒釀 200 克，鵪鶉蛋 30 克，枸杞 5 克，冰糖適量。

【做法】

❶ 將酒釀煮開放入湯鍋，加足量清水煮開。

❷ 把枸杞、冰糖加入煮開的酒釀中攪勻並轉成小火，然後放入鵪鶉蛋。

❸ 小火再煮約 10 分鐘即可。

何首烏

何首烏味苦、乾澀，性微溫，歸肝、腎經，具有養血滋陰、潤腸通便、截瘧、祛風、解毒的功效。主治血虛之頭昏目眩、失眠，肝腎陰虛之腰膝痠軟、鬚髮早白、耳鳴、遺精、腸燥便秘等中老年人常見疾病。

《本草綱目》記載：「何首烏，養血益肝，固精益腎，健筋骨，烏髭髮，為滋補良藥，不寒不燥，功在地黃、天

門冬諸藥之上。」

何首烏食用禁忌：大便便溏及有濕痰者慎用；食用何首烏時，忌食用豬肉、動物血、無鱗魚、蔥、蒜和蘿蔔。

何首烏常用食療方：

何首烏燉排骨

【材料】豬大排 1000 克，何首烏、黑豆各 100 克，大蔥、料酒、鹽各適量。

【做法】

❶ 豬大排洗淨切成一寸見方的小塊，下入沸水汆燙至斷生，撈出備用。

❷ 黑大豆、何首烏洗淨備用。

❸ 重新燒一鍋沸水，下入處理好的豬大排、何首烏、蔥和料酒，再次煮沸後轉成文火燉煮 1 小時。

❹ 燉煮 1 小時後撈淨鍋中的蔥，倒入黑豆和鹽，再煮 1 小時左右，待黑豆和豬大排都煮得爛熟時關火即可。

何首烏蒸豬肝

【材料】豬肝 250 克，何首烏 20 克，枸杞子 10 克，薑片 2 片，蔥段 2 根，鹽、白糖、麻油、生抽、米酒各適量。

【做法】

❶ 何首烏洗淨，用溫開水泡軟並切成片備用。

❷ 豬肝片洗淨，用料酒、薑片、蔥段、鹽拌勻，醃漬半小時。

❸ 把醃漬好的豬肝片、何首烏片和剩餘的所有調料一起拌勻，放入一只大瓷碗，待蒸鍋上汽後放入，蒸 10 分鐘即可。

何首烏煨雞

【材料】三黃雞 1 隻，何首烏 30 克，鹽、生薑、料酒各適量。

【做法】

❶ 何首烏洗淨、晾乾後研成細末，裝入棉布袋備用。

❷ 將三黃雞宰殺、褪毛、開膛摘去內臟，然後把何首烏布袋納入雞腹內，再放瓦鍋內，加水適量，煨熟。

❸ 把何首烏袋從熟雞腹內取出，然後把熟雞、鹽、生薑、料酒一起重新放入瓦鍋內，再燉煮 20 分鐘即可。

何首烏煮雞蛋

【材料】何首烏 100 克，雞蛋 2 個，蔥、生薑、食鹽、料酒、味精各適量。

【做法】

❶ 將何首烏洗淨、泡軟後，切成長 3.3 公分、寬 1.6 公分的塊；把雞蛋、何首烏放入鋁鍋內，加水適量，再放入蔥、生薑、食鹽、料酒等調料。

❷ 把放好材料的鋁鍋置火上大火燒沸後轉文火熬至蛋熟，將蛋取出用清水泡一下，把蛋殼剝去，再放入鋁鍋內煮 2 分鐘即可。

何首烏紫菜燉豆腐

【材料】豆腐 100 克，鮮蝦仁 50 克，素油、紫菜各 30 克，何首烏 10 克，紹酒、薑、蔥、鹽各適量。

【做法】

❶ 將何首烏洗淨、烘乾、打成細粉；紫菜洗淨、發透，撕成小塊；豆腐洗淨，切 5 公分長、4 公分寬、2 公分厚的小塊；蝦仁洗淨；薑切片，蔥切段。

❷ 炒鍋置火上燒熱，加入素油燒至六成熱，下薑、蔥爆香後倒入 500 毫升清水燒沸，然後下入紫菜、豆腐、何首烏粉、鹽，湯沸騰後轉小火煮 10 分鐘即成。

木　瓜

木瓜性溫，味酸，入肝經，能益血舒筋而活絡；入脾經，能化濕調中而和胃；善治濕阻脾胃、肝旺筋急之症，非常適合中老年人食用。

《本草綱目》記載：「木瓜性溫味酸，平肝和胃，舒筋絡，活筋骨，降血壓。」

木瓜食用禁忌：過敏體質者不宜食用。

木瓜常用食療方：

木瓜草魚湯

【材料】鮮草魚 600 克，鮮木瓜 500 克，乾百合、黨參各 30 克，胡蘿蔔、黃杏各 25 克，薑 2 片，鹽適量。

【做法】

❶ 草魚洗淨，切成魚片；木瓜、胡蘿蔔去核切成塊；黃杏洗淨去核；乾百合、黨參洗淨，用清水泡軟。

❷ 湯鍋洗淨，將乾百合、黨參和浸泡用的清水一起倒入，然後放入剩下的所有材料，加水至沒過鍋中材料。

❸ 將湯鍋置火上，大火燒開並撇去浮沫，然後轉小火燉 2 小時，即可關火飲用。

木瓜紅棗蓮子蜜

【材料】鮮木瓜 500 克，乾紅棗、蓮子各 50 克，蜂蜜、冰糖各適量。

【做法】

❶ 木瓜洗淨、削去外皮，剖籽後備用。

❷ 乾紅棗、蓮子洗淨，剔去核和心，清水泡軟備用。

❸ 將準備好的紅棗、蓮子和蜂蜜一起放入掏完籽的木瓜中，上籠蒸透，然後加入適量冰糖調味，即可食用。

木瓜牛肉片

【材料】木瓜 400 克，牛肉片 150 克，色拉油 50 克，醬油、料酒、芡實粉各適量。

【做法】

❶ 牛肉片中倒入醬油、料酒，攪拌均勻醃漬 30 分鐘，然後加少許芡實粉抓拌均勻備用。

❷ 木瓜洗淨、削去外皮，剖開去籽並切成小塊。

❸ 炒鍋洗淨置火上燒熱，倒入色拉油燒至七成熱，下牛肉片爆炒，待變色即起鍋。

❹ 利用牛肉起鍋後的餘油快速翻炒木瓜，待其略軟即盛在盤中，再將炒好的牛肉片鋪在木瓜上即可。

雪耳燉木瓜

【材料】木瓜 350 克，雪耳 15 克，南杏 12 克，北杏 10 克，冰糖適量。

【做法】

❶ 雪耳用清水發開，漂洗乾淨後撕成小朵備用。

❷ 木瓜洗淨、削皮、剖籽後切成小塊狀備用。

❸ 南杏、北杏去衣，用清水洗淨，和準備好的雪耳、木瓜一起放入燉盅。

❹ 在燉盅內加入適量冰糖，倒入沸水至沒過所有材料，加蓋冷水上籠蒸 30 分鐘即可。

萵 苣

又稱萵筍、萵菜、千金菜、生菜。萵苣性寒，味苦，有微毒，有鎮靜安神、強壯筋骨、促進牙齒和骨骼生長、去口臭、聰耳明目等功效。萵苣中的某些成分對於患高血壓、心臟病的中老年人十分有益。

《本草綱目》中也記載：「萵苣……葉似白苣而尖色稍青，折之有白汁黏手，四月抽薹，高三四尺，剝皮生食，味如胡瓜，糟食亦良。江東人鹽曬壓實，以備方物，

謂之萵筍也。」又謂：「白苣、苦苣、萵苣……皆宜生食，去汁鹽醋拌食。」

萵筍的食用禁忌：心悸、淋巴結核、早洩、遺精、陽痿、濕疹、寒性胃痛、慢性支氣管炎、痹證、冷哮、痛風、痢疾、夜盲症者不宜食。

萵筍常用食療方：

酸甜萵筍

【材料】嫩萵筍 500 克，鮮番茄 100 克，檸檬汁 75 克，砂糖 30 克，青蒜 25 克，精鹽適量。

【做法】

❶ 萵筍去葉、削皮、去根，切丁後用開水焯燙斷生備用。

❷ 鮮番茄去皮，切塊；青蒜切末。

❸ 將檸檬汁、砂糖、涼開水、精鹽放入大瓷碗內攪勻，調好口味。

❹ 加萵筍丁、番茄塊、青蒜末拌勻，放入冰箱貯存，隨吃隨取。

菠蘿萵筍

【材料】萵筍 500 克，鮮菠蘿 200 克，白糖 100 克，白醋 5 克，鹽、味精各適量。

【做法】

❶ 萵筍去皮、葉、根，洗淨，切塊後用開水焯燙斷生，撈出後迅速用冷水浸涼，撈出瀝乾水分後放少量鹽拌勻，盛入盤內備用。

❷ 菠蘿果肉切成小丁盛碗內，放入白糖、白醋、味精拌勻，放入冰箱內凍涼後澆在萵筍塊上即可。

萵筍炒肉

【材料】嫩萵筍 400 克，瘦豬肉 200 克，鮮辣椒 15 克，生薑、大蒜各 10 克，醬油、鹽、味精各適量。

【做法】

❶ 辣椒切塊，薑、蒜切片，萵筍切菱形片，豬肉切成與萵筍片大小相近的薄片備用。

❷ 炒鍋置火上燒熱，倒入植物油燒至七成熱下薑片、蒜片爆香後放肉片翻炒至變色，然後加萵筍片和辣椒翻炒 1 分鐘。

❸ 待萵筍片和辣椒翻炒好後，下入鹽、料酒和醬油，再翻炒 3 分鐘。

❹ 出鍋前加入味精即可。

清炒萵筍絲

【材料】嫩萵筍 400 克，植物油 20 克，蔥、蒜各 10 克，鹽、雞精各適量。

【做法】

❶ 萵筍削皮、切絲，蔥切花備用。

❷ 油燒熱，下蔥花爆香後倒入萵筍絲，翻炒片刻後放鹽炒勻，再放入蒜泥和雞精，快炒幾下，出鍋裝盤即可。

萵苣炒香菇

【材料】萵苣 400 克，水發香菇 60 克，色拉油 20 克，濕澱粉 15 克，鹽、味精、醬油、白糖、胡椒粉各適量。

【做法】

❶ 萵苣削皮、洗淨，切成薄片；香菇水發後去蒂、
洗淨，切成片備用。

❷ 鍋燒熱後倒入色拉油，燒至七成熱後倒入萵苣
片、香菇片翻炒，加入鹽少許，炒勻後再加醬
油、白糖炒至入味。

❸ 加入少許水，放入味精、胡椒粉，用濕澱粉勾
芡，翻炒後出盤即可。

葡　萄

葡萄性平，味甘、微酸，能補肝腎，益氣血，生津
液，利小便，具有補虛健胃的功效。中老年人胃氣虛弱，
每次飯前嚼食葡萄乾 6~9 克，既能開胃，又可補虛弱。

《本草綱目》中記載葡萄可以治療筋骨濕痺，益氣，
倍力強志，令人肥健，耐飢忍風寒，久食可收輕身不老延
年之效。

因此，葡萄非常適合中老年人日常食用。

葡萄的食用禁忌：吃完葡萄不要立即喝水；葡萄和牛
奶、海鮮不能同食。

葡萄常用食療方：

人參葡萄酒

【材料】白酒 500 克，葡萄 100 克，人參 15 克。

【做法】將葡萄、人參洗淨，晾乾水分，然後用白酒
完全浸泡，密封置於陰涼避光處 3~4 週，即可開封飲用。

葡萄蜜膏

【材料】鮮葡萄 500 克，蜂蜜適量。

【做法】將鮮葡萄洗淨、搗爛，絞取出汁液後用小火煎熬成濃稠膏狀，然後兌入與膏體體積相等的蜂蜜再次煮沸，離火晾涼後裝罐密封備用。飲用時，取出適量用溫開水沖服即可。

羊肉葡萄乾飯

【材料】白米飯 200 克，熟羊肉 150 克，葡萄乾、鮮菠蘿各 50 克，植物油 25 克，料酒 15 克，蔥汁、薑汁各 10 克，鹽適量。

【做法】

❶ 將熟羊肉、鮮菠蘿切成 1 公分見方的小丁備用。

❷ 炒鍋洗淨置火上燒乾，然後倒入植物油燒至七成熱時下入羊肉丁翻炒，同時烹入料酒、蔥薑汁。

❸ 待鍋中蔥薑汁烹出香味後下入葡萄乾、菠蘿丁略炒，然後倒入少許清水。

❹ 待鍋中清水燒開後，下入米飯，加精鹽炒勻，出勺裝盤即成。

木瓜葡萄湯

【材料】鮮葡萄 300 克，鮮木瓜 30 克，冰糖 20 克。

【做法】

❶ 木瓜洗淨、削皮、對剖、去籽，切成薄片備用。

❷ 葡萄洗淨、去皮、去籽備用。

❸ 將處理好的木瓜、葡萄放入乾淨無油的湯鍋內，並加入 1500 毫升清水。

④ 把湯鍋置於火上，大火燒沸後轉小火再煮 25 分鐘，然後放入冰糖，待冰糖完全融化後關火即可。

紫葡萄果醬

【材料】新鮮紫葡萄 600 克，麥芽糖 300 克，檸檬汁 15 克，土三七 2 克。

【做法】

① 新鮮紫葡萄洗淨瀝乾水分，剝皮、去籽，皮保留備用。

② 準備一個乾淨湯鍋，倒入 1000 毫升清水置上大火煮沸，然後將葡萄皮繼續煮至水的顏色變紫，水量剩下一半。

③ 撈出沸騰湯鍋中的葡萄皮，倒入麥芽糖煮至其完全溶化。

④ 將葡萄果肉和檸檬汁帶入麥芽糖汁，用小火續煮。

⑤ 注意熬煮時要不停用木勺攪拌，避免燒焦。

⑥ 當鍋中果肉煮至軟化變小，汁液變濃稠狀即可熄火，裝瓶後放涼，冷藏保存即可。

◀第十二章▶
《本草綱目》中的養氣血秘方

中老年人為什麼要養氣血

人體內氣和血的統稱即為氣血。中醫學認為氣與血各有其不同作用而又相互依存，以營養臟器組織，維持生命活動。

「氣」到底是什麼？在中醫學上，「氣」是指能夠產生能量的生命原物質，也是維持人體生命活動的基本物質。它被視為人體的生長發育、臟腑運轉、體內物質運輸、傳遞和排泄的基本推動能源。俗話講的「斷氣」表明一個機體的死亡，沒了氣就沒了命。當這些人體內的活動發生變化或者失常時，也就是「氣」不好好工作的時候，我們的身體就會生病。

血對人體最重要的作用就是滋養，它攜帶的營養成分和氧氣是人體各組織器官進行生命活動的物質基礎。血充足，則人面色紅潤，肌膚飽滿豐盈，毛髮盈潤有光澤，精神飽滿，感覺靈敏，活動也靈活。因為血是將氣的效能傳遞到全身各臟器的最好載體，所以中醫上稱「血為氣之母」，又稱「血能載氣」。

氣、血構成了人體的基本物質，氣血的生成均需要依

靠脾的運化才能源源不斷地生成，所以氣血對中老年保持身體健康起著關鍵作用。

李時珍在《本草綱目》中說：「人之水穀入於胃，受中焦濕熱燻蒸，游溢精氣，日化為紅，散佈臟腑經絡，是為營血，此造化自然之微妙也。」而《本草綱目》中記載了許多具有益氣生血功效的食材和藥材，它多是富含優質蛋白質、微量元素（鐵、銅等）、葉酸和維生素 B_{12} 的營養食物，如紅棗、蓮子、龍眼肉、核桃、山楂、豬肝、豬血、黃鱔、海參、烏雞、雞蛋、菠菜、胡蘿蔔、黑木耳、黑芝麻、蝦仁、紅糖等，具有補血活血的功效。

下面就讓我們一起來看一看《本草綱目》中都有哪些補氣養血的食療方吧。

芝　麻

性味甘、平，入肝、腎二經，具有補血生津、潤腸養髮、延緩衰老等功效，有助於增強體質、延年益壽，是中老年人滋補保健佳品，歷代食療方書多用之。

《本草綱目・穀部・胡麻》中記載芝麻：「補五內，增力氣，久服輕身老。」

芝麻為滋補良品，性味甘平，無毒，服用方面無特殊禁忌。

芝麻常用食療方：

麻團

【材料】水磨湯圓粉 250 克，甜豆沙餡、白芝麻、植

物油各 100 克，白糖 50 克，泡打粉 3 克。

【做法】

❶ 將白糖放入 100 毫升溫水中，攪拌至完全融化。

❷ 把調好的糖水、油和蘇打粉一起倒入糯米粉中，
混合均勻並揉成光滑的麵糰。

❸ 將揉好的麵糰和甜豆沙餡平均分成 10 份，然後一
份麵糰包一份豆沙餡，按包湯圓的方法包好，搓
成圓球。

❹ 芝麻炒熟、晾涼後放在盤中，將做好的麻團表面
蘸一下水，然後放入芝麻盤滾一圈，使其表面沾
滿芝麻，並用手將麻團表面的芝麻輕輕拍緊。

❺ 炒鍋洗淨置火上燒乾，倒入植物油燒至五成熱時
放入麻團，文火慢煎至麻團熟透即可。

百合芝麻煲豬心

【材料】黑芝麻 60 克，豬心 50 克，百合、乾紅棗各
30 克，鮮薑 1 片，鹽適量。

【做法】

❶ 豬心摘淨表面脂肪，對剖開後洗淨裡外血水，切
成厚片備用。

❷ 黑芝麻炒香備用。

❸ 將百合、紅棗洗淨，並將紅棗核剔去切片備用。

❹ 瓦煲內加入適量清水，大火燒開後，放入準備好
的豬心、紅棗和黑芝麻，再次沸騰後撇去浮沫，
轉小火燉煮 1 小時，然後加入百合和鹽再煮半小
時即可。

黑芝麻桑葚羹

【材料】黑芝麻、桑葚各 60 克，粳米 30 克，白糖適量。

【做法】

❶ 將黑芝麻、桑葚、粳米全部洗淨，在清水中充分浸泡後研磨成細漿。

❷ 在研好的芝麻桑葚粳米漿中加入適量白糖，至文火上慢慢熬煮，直到質地濃稠即可。

核桃芝麻泥

【材料】扁豆 150 克，白糖 100 克，豬油 50 克，核桃仁、黑芝麻各 10 克。

【做法】

❶ 扁豆洗淨剝去外皮，取出裡面的豆子，加少許清水，冷水上籠蒸 2 小時取出。

❷ 把蒸好的豆子瀝乾水分，研成極細膩的扁豆泥。

❸ 將黑芝麻乾鍋炒香，晾涼後研成細末備用。

❹ 炒鍋刷淨，置火上燒乾，放入豬油加熱至五成熱時倒入扁豆泥翻炒，直至將水分炒淨。

❺ 在炒乾的扁豆泥中放入白糖炒至不粘鍋底，再放入豬油、黑芝麻、核桃仁混合，略炒片刻即成。

豬蹄芝麻湯

【材料】豬蹄 500 克，黑芝麻 25 克，鹽適量。

【做法】

❶ 黑芝麻洗淨、晾乾後用乾鍋炒香，倒出晾涼後研成細末備用。

② 豬蹄洗淨後用中火煮湯，至湯成乳白色後倒入黑
　芝麻細末，攪勻後加鹽調味即可食用。

芝麻核桃乳蜜飲

【材料】鮮牛奶 350 毫升，黑芝麻、核桃肉各 10 克，
蜂蜜適量。

【做法】

① 黑芝麻炒香研末，核桃肉略炒後搗成粗末。

② 牛奶煮開後倒入杯中，加入準備好的黑芝麻末和
　核桃末，並加入適量蜂蜜調味即可。

黑芝麻粥

【材料】白米 150 克，黑芝麻 50 克，白糖適量。

【做法】

① 黑芝麻小火炒熟，碾成碎末備用。

② 白米洗淨，放入粥鍋後加足量水煮成米粥。

③ 在煮好的粥中加入黑芝麻末，並加白糖調味即
　可。

芹　菜

　　芹菜有水芹、旱芹兩種，功能相近，但旱芹功效更強
一些。旱芹香氣濃郁，性涼，味甘辛，入肺、胃、肝經，
有清熱除煩、平肝、利水消腫、涼血止血的功效。《本草
綱目》中記載其為：「旱芹，其性滑利。」對於中老年人
來說多吃芹菜是非常養生的，食用芹菜是治療缺鐵性貧
血、高血壓及其併發症的首選，而常吃芹菜葉，對預防高
血壓、動脈硬化等十分有益，並對神經衰弱有輔助治療作

用。此外，芹菜還可以防止中老年人中風，具有安定情緒、消除煩躁、抑制腸內細菌的產生等功效。

芹菜的食用禁忌：芹菜性涼質滑，脾胃虛寒者、血壓偏低者應謹慎食用。

芹菜常用食療方：

芹菜香乾炒肉絲

【材料】芹菜 250 克，豆腐乾 90 克，豬瘦肉 30 克，植物油 20 克，料酒 15 克，薑絲 10 克，乾澱粉 8 克，醬油 5 克，雞精、鹽各適量。

【做法】

❶ 豆腐乾洗淨後切成條狀備用。

❷ 豬瘦肉切絲，加入料酒、乾澱粉和少許鹽拌勻，醃漬 10 分鐘。

❸ 芹菜摘去葉片，莖洗淨後切段，滾水焯至斷生後迅速用冷水冷卻，瀝乾水分備用。

❹ 炒鍋放油燒至七成熱，倒入薑絲和肉絲翻炒至肉絲變白，然後放入香乾和芹菜段，翻炒幾下，倒入醬油，雞精調味起鍋。

芹菜粥

【材料】粳米 50 克，芹菜 40 克，鹽適量。

【做法】

❶ 芹菜洗淨、去根、切成碎末備用。

❷ 粳米洗淨，放入粥鍋煮成稠粥，再加入芹菜稍煮，加入適量鹽調味即可。

糖醋芹菜

【材料】芹菜 500 克，糖、醋各 25 克，鹽、香油各適量。

【做法】

❶ 將嫩芹菜去葉留莖洗淨，切成寸段入沸水焯至斷生，撈出後迅速過冷水冷卻，瀝乾水分備用。

❷ 在準備好的芹菜段上加糖、鹽、醋拌勻，淋上香油，裝盤即可。

芹菜拌核桃

【材料】芹菜 250 克，核桃仁 50 克，鹽、香油各適量。

【做法】

❶ 將芹菜切成細絲，放入開水鍋內，汆後撈出，放入盤中。

❷ 放入洗淨的核桃仁，與少許精鹽、香油拌勻即成。

芹菜拌豬心

【材料】豬心 500 克，芹菜 200 克，白蘿蔔 10 克，小蔥、大蒜 5 克，醬油、醋、鹽、味精各適量。

【做法】

❶ 剔淨豬心表面脂膜，對剖開後洗淨血水，放入鍋中，加足量清水煮熬。

❷ 豬心快煮熟時，加入鹽、味精、小蔥調味。

❸ 豬心煮熟後取出晾涼，切成薄片放入盤中備用。

❹ 芹菜去葉留莖，切成小段，用開水焯透。

❺ 將大蒜剝去蒜衣，洗淨，拍碎剁成泥備用。

❻ 將芹菜莖放在豬心片上，放入各種調料拌勻即成。

<h1 align="center">香　菇</h1>

香菇素有「植物皇后」之譽，其性平，味甘，具有扶正補虛、健脾開胃、祛風透疹、化痰理氣、解毒、抗癌的功效。對正氣衰弱、神倦乏力、納差、消化不良、貧血、高血壓病、高血脂症、盜汗、尿頻、水腫等都有很好的輔助治療作用，可增強中老年人抵抗疾病的能力。

另外，香菇中的維生素 D 能促進人體內鈣的吸收，有效地防止中老年人骨質疏鬆的發生。《本草綱目》中記載香菇：「性平、味甘，能益氣不飢，治風破血，化痰理氣，益味助食，理小便不禁。」

香菇的食用禁忌：
脾胃寒濕氣滯或皮膚瘙癢病患者忌食。

香菇的常用食療方：

豆腐香菇蛋花湯

【材料】豆腐、高湯各 300 克，雞蛋 150 克，竹筍 100 克，乾香菇、鮮芹菜各 30 克，香油 10 克，鹽適量。

【做法】

❶ 豆腐切成長方形小塊，放入滾水中汆透，撈出備用。

❷ 香菇用溫水泡發後洗淨，芹菜摘取葉子洗淨，筍

乾洗淨，然後將三種材料切成大小相近的小丁備
用。

❸ 雞蛋打散備用。

❹ 炒鍋洗淨燒乾，然後倒入香油燒至六成熱，放入
筍乾、香菇煸炒片刻，然後倒入高湯。

❺ 高湯煮沸後下入準備好的豆腐塊和芹菜丁，轉小
火煮 15 分鐘，關火前撒入準備好的雞蛋液，並加
適量鹽調味即可。

香菇燴山藥

【材料】山藥 300 克，新鮮香菇、胡蘿蔔各 100 克，
香蔥 15 克，乾紅棗 10 克，植物油、醬油、胡椒粉、精鹽
各適量。

【做法】

❶ 胡蘿蔔、山藥分別洗淨，去皮，切成薄片備用。

❷ 香菇洗淨，去蒂，切成薄片備用。

❸ 乾紅棗洗淨後加清水浸泡至軟。

❹ 香蔥洗淨，切成碎末備用。

❺ 炒鍋洗淨、燒乾，倒入植物油燒至六成熱時，下
入蔥末爆香，之後依次下入山藥、香菇、胡蘿蔔
炒勻，並烹入醬油炒出香味。

❻ 在炒好的材料中加清水至沒過材料，用中火燜煮
10 分鐘至山藥、紅棗熟軟，再加入精鹽和胡椒粉
調勻，即可食用。

養生香菇雞湯

【材料】土雞 300 克，乾香菇 20 克，乾紅棗 15 克，

鮮薑 2 片，料酒、鹽各適量。

【做法】

❶ 土雞洗淨切大塊，紅棗、香菇泡發去蒂，薑切片。

❷ 將土雞塊放入加了料酒的開水中焯至斷生，撈出瀝乾備用

❸ 把處理好的土雞塊、紅棗、香菇和薑片一同放入砂鍋內，倒入熱水至沒過所有材料，然後置火上用武火燒開後轉文火慢燉 2 小時左右，至肉爛後加鹽調味即可關火。

香菇冬筍

【材料】乾香菇 150 克，冬筍 50 克，植物油 15 克，水澱粉、醬油、白糖各 10 克，味精、香油、鹽各適量。

【做法】

❶ 香菇泡發、洗淨後剪去蒂並切成薄片，冬筍洗淨後切成薄片。

❷ 炒鍋洗淨、燒乾，倒入植物油燒至七成熱時下冬筍片炒熟，然後下香菇片翻炒片刻，再加入醬油、白糖、味精和適量清水。

❸ 加好清水後，旺火燒至鍋中湯汁沸騰，然後轉小火煮至香菇軟熟吸入湯汁，再轉旺火收湯，湯汁收好後加入水澱粉勾芡關火，淋上香油炒勻即可裝盤。

松仁香菇

【材料】鮮香菇 200 克，松子仁 50 克，植物油 20

克，醬油、甜麵醬各 10 克，白糖 8 克，鹽、味精、香油各適量。

【做法】

❶ 香菇洗淨後剪去蒂，切成碎丁備用。

❷ 揀選粒勻白淨的松子洗淨，晾乾水分備用。

❸ 炒鍋洗淨、燒乾，倒入松仁和少量植物油，小火炒熟後盛出備用。

❹ 在炒松仁的熱鍋中再倒入一些植物油，燒至六成熱時倒入香菇丁，煸炒至香菇變軟後盛出備用。

❺ 將剩餘的植物油全部倒入熱的炒鍋中，燒至七成熱後下入甜麵醬略微煸炒，然後放入白糖、醬油、鹽，倒入香菇不斷翻炒，再加適量水，用大火燒開，改用中火燒透，下味精，再下松仁翻炒，收乾滷汁後關火，放涼後倒入香油拌勻即可食用。

奇異果

奇異果，又名獼猴桃，味酸，性寒，能止暴渴，解煩熱，下石淋。《本草綱目》中曾記載：「其形如梨，其色如桃，而獼猴喜食，故有諸名。」奇異果對預防中老年骨質疏鬆症、動脈硬化有顯著效果，對高血壓、心血管病也有明顯療效。經常食用，能防止老年斑形成，延緩人體衰老，清熱除煩止渴。

奇異果食用禁忌：奇異果性寒，故脾胃虛寒者應慎食，經常性腹瀉和尿頻的中老年朋友不宜食用。

奇異果常用食療方：

奇異果優酪乳果漿

【材料】奇異果 100 克，香蕉 50 克，優酪乳 50 毫升。

【做法】

❶ 奇異果去皮切片，香蕉剝皮切成小塊備用。

❷ 把準備好的奇異果、香蕉和優酪乳一起放入攪拌機。

❸ 用攪拌機將所有材料一起攪打，至見不到顆粒即可。

奇異果炒飯

【材料】白飯 200 克，奇異果、魚肉各 30 克，瘦豬肉 25 克，植物油 20 克，香蔥、精鹽各適量。

【做法】

❶ 魚肉切丁，瘦豬肉切絲，香蔥切碎備用。

❷ 炒鍋洗淨、燒乾，倒入植物油燒至五成熱時下入肉絲炒至變色，然後同時下入魚丁、蔥花和白飯炒勻，並加適量鹽調味。

❸ 將炒好的飯盛出，奇異果切成碎丁灑在飯上即可。

奇異果拌雞柳

【材料】雞胸肉 60 克，綠奇異果、紅椒各 50 克，洋蔥 40 克，植物油、甜米酒各 10 克，黑胡椒粉 5 克，鹽適量。

【做法】

❶ 將雞胸肉切成小片，用鹽、米酒和黑胡椒醃漬 15 分鐘。

❷ 奇異果去皮後與紅椒、洋蔥都切成丁備用。

❸ 炒鍋燒熱後倒入植物油，待油燒至七成熟時下入醃好的雞胸肉炒熟，盛出後加入奇異果丁、紅椒丁和洋蔥丁拌勻即可。

奇異果薄荷汁

【材料】奇異果 200 克，蘋果肉 50 克，鮮薄荷葉 2～3 片。

【做法】

❶ 蘋果、奇異果都洗淨、去皮，並切成小塊備用。

❷ 薄荷葉洗淨，和準備好的水果粒一起放入果汁機打成汁即可飲用。

哈密瓜

哈密瓜性寒，味甘，具有利便、益氣、清肺熱止咳的功效，適宜於治療腎病、胃病、咳嗽痰喘、貧血等症，對中老年人造血功能有顯著的促進作用，是中老年人患貧血後的食療之品。此外，因其性質偏寒，甜美多汁，也是中老年人夏季解暑的佳品。《本草綱目》中也曾對其功效進行過描述：「止渴，除煩熱，利小便、通三焦團壅塞氣，治口鼻瘡。」

哈密瓜的食用禁忌：平素脾胃虛寒、胃寒胃痛者、拉肚子的人忌食；糖尿病患者、大病初癒者慎食。

哈密瓜的常用食療方：

哈密瓜百合湯

【材料】鮮哈密瓜 400 克，乾百合 100 克，陳皮 1 克，鹽適量。

【做法】

❶ 哈密瓜洗淨去皮，去籽，切成小塊備用。

❷ 陳皮、百合洗淨後，都用清水泡軟備用。

❸ 鍋中放入適量的清水，加入哈密瓜、陳皮、百合，置火上用大火煮半小時，然後轉小火再慢燉 2 小時，關火後加鹽調味，即可食用。

哈密瓜炒蝦仁

【材料】花生油 500 克（實耗油 30 克），哈密瓜 150 克，鮮蝦仁 80 克，胡蘿蔔 20 克，生薑 3 片，鹽、白糖、水澱粉各適量。

【做法】

❶ 哈密瓜去皮切丁，鮮蝦仁洗淨挑去沙線，胡蘿蔔去皮、切丁備用。

❷ 炒鍋燒熱後倒入植物油，油燒至五成熱時倒入胡蘿蔔丁，炸熟撈出備用。

❸ 油鍋離火後倒入蝦仁，用油的餘溫將蝦仁炸至九成熟時倒出備用。

❹ 炒鍋內留底油重新開火加熱，油燒至六成熱時下入薑片，炒出香味後下入胡蘿蔔丁和哈密瓜丁。

❺ 炒至哈密瓜丁稍稍變軟後，倒入蝦仁，同時加

鹽、白糖調味，並用水和澱粉勾芡，芡勾好後關
火裝盤即可。

哈密瓜蘋果瘦肉湯

【材料】哈密瓜 500 克，瘦豬肉 100 克，蘋果肉 50
克，生薑 2 片，鹽適量。

【做法】

❶ 將哈密瓜去皮核切塊，蘋果削皮去籽並切片，瘦
　豬肉切片。

❷ 所有材料和生薑一起放入砂鍋，加足量清水置火
　上文火燉煮 2 小時，關火後加鹽調味即可。

密瓜燉仙人掌

【材料】食用仙人掌 150 克，哈密瓜 50 克，蜂蜜 20 克。

【做法】

❶ 食用仙人掌去皮切塊，用沸水汆去黏液；哈密瓜
　去皮，切成與仙人掌大小相同的塊。

❷ 湯鍋中加足量清水，然後放入處理好的仙人掌和
　哈密瓜，大火燒開後轉小火燉 20 分鐘，關火後放
　入蜂蜜攪溶即可。

哈密瓜粥

【材料】哈密瓜 300 克，糯米 200 克，白糖 50 克。

【做法】❶將糯米洗淨後浸泡 2 小時，然後加足量清
水熬煮成粥。

❷ 哈密瓜去皮、去籽後切成小方丁，加入煮好的糯
　米粥中再煮 15 即可。食用時根據口味加入白糖調
　味即可。

山 藥

山藥又稱淮山或懷山（產地不同），其性平、味甘、無毒，歸肺、脾、腎、胃經，有補脾胃、益肺腎、生津止渴、益腎氣、止瀉痢、化痰涎、潤皮毛的功效。

《本草綱目》中也記載山藥有「益腎氣，健脾胃，止瀉痢，化痰涎，潤皮毛」的功效。久食山藥可使中老年人耳聰目明，身輕不飢。山藥具有益壽抗衰老作用，是很好的延年益壽之品。

山藥性味平和，無特殊的飲食禁忌。

山藥常用食療方：

山藥粥

【材料】糯米 150 克，山藥 60 克。

【做法】

❶ 山藥去皮，洗淨表面黏液後切成小塊備用。

❷ 糯米洗淨，和山藥塊一起放入粥鍋，加足量清水煮成粥即可。

棗泥山藥糕

【材料】乾紅棗 300g，砂糖 120g，山藥 500g，玉米澱粉。

【做法】

❶ 紅棗洗淨後，用清水泡軟去核備用。

❷ 山藥洗淨、去皮，洗去表面黏液後切段備用。

❸ 把準備好的紅棗和山藥上籠蒸 1 小時。

《黃帝內經》和《本草綱目》的中老年養生秘方

④ 將蒸好的紅棗趁熱撒上砂糖，用勺子壓碎拌勻，
　過篩做成棗泥。

⑤ 將蒸好的山藥碾成山藥泥。

⑥ 把準備好的山藥泥分成一個個小團，用手壓成厚
　片，取一小團棗泥放在上面，然後像包湯圓一樣
　包好。

⑦ 把包好的棗泥山藥球用手稍稍壓扁成糕狀即可。

一品山藥糕

【材料】鮮山藥 500 克，麵粉 150 克，白砂糖 100
克，核桃仁、什錦果料各 80 克，蜂蜜適量。

【做法】

① 山藥洗淨、去皮，洗去表面黏液後上屜蒸熟。

② 蒸好的山藥碾成泥，加麵粉揉成麵糰，壓成圓餅
　狀，並擺上核桃仁和什錦果料。

③ 將做好的麵餅上籠蒸 20 分鐘取出，淋上蜂蜜即可
　食用。

山藥排骨湯

【材料】豬排骨 500 克，鮮山藥 300 克，料酒 15 克，
蔥 1 段，薑 3 片，鹽適量。

【做法】

① 山藥洗淨、去皮，切成滾刀塊備用。

② 排骨剁成小塊後洗淨，汆燙至斷生後撈出備用。

③ 把準備好的排骨和蔥、薑、料酒一起放入砂鍋，
　放入薑片、蔥結，加足量熱水後放到文火上燉煮
　1 小時，然後揀去蔥、薑，加入山藥，大火燒至

沸騰後轉小火再燉半小時，加入鹽調味即可。

山藥薏仁茶

【材料】乾山藥片、薏苡仁各 9 克。

【做法】將乾山藥片和薏苡仁洗淨，放入保溫杯用沸水沖泡，代茶飲用即可。

烏骨雞

烏骨雞性平，味甘，入肝、腎二經，有補虛勞羸弱、治消渴、益產婦、治虛損諸病的功用。所以，烏雞是中老年人補虛勞、養身體的上好佳品。食用烏雞可以提高生理功能、延緩衰老、強筋健骨。對防治骨質疏鬆、佝僂病等也有明顯功效。

《本草綱目·禽二·雞》這樣描述到：「烏骨雞有白毛烏骨者，黑毛烏骨者，斑毛烏骨者，有骨肉俱烏者，肉白骨烏者。但觀雞舌黑者，則肉骨俱烏，入藥更良……肝腎血分之病宜用之。男用雌，女用雄……烏骨雞，味甘，補虛，膳食最佳，是滋補上品。」

烏骨雞的食用禁忌：烏骨雞不宜與野雞、甲魚、鯉魚、鯽魚、兔肉、蝦子、蔥、蒜一同食用，與芝麻、菊花同食易中毒。

烏骨雞常用食療方：

雪蛤烏雞盅

【材料】烏雞 500 克，乾紅棗 10 克，雪蛤 2 克，生薑 2 片，鹽適量。

【做法】

❶ 雪蛤提前一天洗淨，用清水泡發備用。

❷ 烏雞切小塊、洗淨，用沸水焯至斷生。

❸ 將處理好的烏雞塊、薑片、鹽及足量清水一起放入燉盅，大火燒開後轉小火燉 30 分鐘，再加入發好的雪蛤、紅棗燉 30 分鐘即可。

烏雞燉白果

【材料】烏骨雞 500 克，料酒 20 克，白果、蓮肉、糯米各 15 克，鹽、胡椒粉各適量。

【做法】

❶ 烏骨雞摘去內臟洗淨，表面塗胡椒粉、鹽及料酒備用。

❷ 把白果、蓮肉、糯米分別洗淨，用清水泡軟。

❸ 將準備好的白果、蓮肉、糯米填入烏雞肚子裡縫好，煮熟即可。

烏雞補養湯

【材料】烏骨雞、鴨肉各 500 克，雞血藤、仙鶴草、夜交藤各 20 克，狗脊、菟絲子、桑寄生、女貞子、旱蓮草各 12 克，白朮、合歡皮、生地黃、熟地黃、續斷各 8 克，人參 5 克，薑、蔥、料酒各 10 克，味精、鹽各適量。

【做法】

❶ 把雞血藤、仙鶴草、夜交藤、狗脊、菟絲子、桑寄生、女貞子、旱蓮草、白朮、合歡皮、生地黃、熟地黃、續斷、人參分別洗淨，加水煎成藥汁，濾淨雜質備用。

❷ 將雞、鴨肉用開水燙一下，斬成大小一致的條塊。

❸ 鍋內加高湯，放入雞和鴨肉燒沸後，加薑塊、蔥結合藥汁，改用小火燒約 2 小時，揀去薑、蔥，以味精和食鹽調味即可。

當歸烏骨雞

【材料】烏骨雞 500 克，當歸 20 克，蔥、薑、鹽、料酒各適量。

【做法】

❶ 當歸洗淨，噴水悶軟，切為薄片備用。

❷ 烏骨雞宰殺、褪毛，除去內臟，剁去爪、嘴，用清水沖洗乾淨，投入開水鍋裡氽燙至斷生。

❸ 處理好的雞放入湯鍋，加足量清水用旺火燒開，轉小火後加入當歸、食鹽、蔥、薑、料酒，燉至酥爛時出鍋，並揀去薑、蔥、當歸即可。

五珍滋補雞

【材料】烏骨雞 500 克，桂圓、荔枝乾、黑棗、蓮子、枸杞各 30 克，料酒、鹽各適量。

【做法】

❶ 將雞宰殺、褪毛，除去內臟，剁去爪、嘴，用清水沖洗乾淨，投入開水鍋裡氽燙至斷生。

❷ 雞肚內放入桂圓、荔枝乾、黑棗、蓮子、枸杞，加調味蒸食即可。

雞　蛋

雞蛋性平，味甘，有安神定心、利五臟的功效。中老年人時常吃一些雞蛋，可以有效緩解睡眠品質不高或難以入睡等不適，並為臟腑提供營養，增強臟腑功能，延緩衰老。需要特別說明的是，雞蛋的蛋清和蛋黃的性味功效有所差異。

《本草綱目》中說：「卵白，其氣清，其性微寒；卵黃，其氣渾，其性溫；卵則兼黃白而用之，其性平。精不足者，補之以氣，故卵白能清氣，治伏熱、目赤、咽痛諸疾。形不足者，補之以味，故卵黃能補血，治下痢，胎產諸疾。卵則兼理氣血，故治上列諸疾也。」中老年朋友食用時，可根據自身情況選擇食用部分。

雞蛋的食用禁忌：忌生吃雞蛋，忌吃過多的雞蛋。

雞蛋常用食療方：

肉碎蒸蛋

【材料】豬肉末 100 克，青蔥末 10 克，醬油、蠔油各 3 克，雞蛋 3 個，雞精、香油各適量。

【做法】

❶ 豬肉末中加胡椒粉、雞精、醬油、蠔油和青蔥末攪拌均勻，放置 5~10 分鐘。

❷ 將雞蛋打入碗中，打散後加適量清水並攪勻，然後放入調好味的肉餡，再次攪拌均勻。

❸ 燒滾蒸籠的水，將大碗放入蒸籠，用小火蒸熟。

④ 取出蒸好的肉碎蛋羹，在表面撒些醬油，滴少許
麻油即可。

菠菜雞蛋

【材料】菠菜 300 克，植物油 15 克，雞蛋 5 個，蔥、
薑、蒜、鹽各適量。

【做法】

❶ 菠菜洗淨，瀝乾水分，切成小段；蔥、薑、蒜切
碎備用。

❷ 雞蛋打散，加少許鹽和植物油拌勻。

❸ 炒鍋洗淨置火上燒乾，倒入剩餘植物油燒至七成
熱，下入薑和蒜爆香，然後放入菠菜炒，菠菜炒
軟後加少許鹽調味，將雞蛋倒入炒勻即可。

桑寄生麥冬雞蛋茶

【材料】桑寄生 50 克，乾紅棗 20 克，麥冬 5 克，雞
蛋 2 個，冰糖適量。

【做法】

❶ 紅棗洗淨，用清水浸軟。

❷ 雞蛋隔水蒸熟後去殼備用。

❸ 桑寄生、麥冬洗淨備用。

❹ 將桑寄生、麥冬、紅棗、雞蛋放入燉盅中燉 1 小
時，飲用時去除桑寄生及麥冬即可。

紅棗桂圓雞蛋糖水

【材料】乾紅棗、桂圓肉各 10 克，枸杞子 6 克，雞
蛋 2 個，冰糖適量。

【做法】

❶ 紅棗、桂圓肉及枸杞子用清水洗淨浸軟。

❷ 雞蛋煮熟後撈起剝殼備用。

❸ 將煮熟的雞蛋和紅棗、桂圓肉、枸杞子及適量冰
糖一起煮 30 分鐘，即可食用。

◀第 十 三 章▶

《本草綱目》
中的健腦秘方

中老年人為什麼要健腦

脳是中樞神經系統的主要部分，主宰思想、記憶、判斷等智能活動。中老年人如果想要身心健康，健腦十分重要。

中醫上講「腦為髓之海，腎生髓主骨」，因此大腦的功能與五臟中腎的關係最為密切。人一生中在嬰幼兒時期的生長速度最快，腎氣最為強盛，而人的大腦功能在嬰幼兒時期也發育得最快。我們都知道，嬰幼期是學習語言最快的階段，3~4 歲的孩子已經學會了大部分溝通的語言，能夠講述簡單的故事，基本上掌握了語言的技巧。可見腦的功能與腎的功能是關係密切的。

中老年人衰老的一個重要標誌就是腎氣的下降，腎氣下降必然帶來大腦功能的下降。有的人不注意大腦的養生，導致大腦過早地衰老。

一般來說，人到 60 歲以上，大腦的各種功能都開始退化，表現為記憶力衰退。但也有一些例外。大家非常熟悉的評書演員單田芳先生，在一次採訪中談到，為了能夠更好的表演，他每天早晨兩點鐘起來背書，直到背熟，這

樣表演起來就非常容易了。因為這樣常用腦，他的記憶力甚至比一些年輕人更好。

由此可以給我們中老年人一些啟示：那就是要勤於用腦，這樣就能延緩大腦功能的退化。

中醫很早就對老年人的養腦有了深刻的認識，並且在長期的實踐中總結了大量的養腦之法。李時珍的《本草綱目》共載藥 1892 種，其中提到了大量養腦益智的藥材與食材，具有養腦抗衰老的藥物共 253 種，記載了諸如健忘益智方、開心益智方等許多養腦益智的秘方。

黑　米

黑米也叫紫米，性平，味甘，歸脾、胃經，具有滋陰補腎、健脾暖肝、明目活血的作用，可以治療貧血、頭昏、視物不清、頭髮早白等多種病症。《本草綱目·谷部·菰米》中曾記載黑米：「解煩熱，調腸胃。」黑米含鉀、鎂等礦物質，有利於控制血壓、減少患心腦血管疾病的風險。患有糖尿病和心血管疾病的中老年人，可以把食用黑米作為膳食調養的一部分。

黑米的食用禁忌：黑米性味平和，無特殊飲食禁忌，但對於脾胃功能相對較弱的中老年人來說一定要煮熟甚至煮爛後再食用，以免消化不良。

黑米常用食療方：

黑米蓮子漿
【材料】黑米 100 克，蓮子 20 克。

【做法】

❶ 蓮子洗淨、泡軟，去心備用。

❷ 黑米洗淨，用清水浸泡 2 小時，然後和泡好的蓮子一起研成漿，煮沸後即可飲用。

黑米桂花粥

【材料】黑米 100 克，紅豆 50 克，蓮子、花生各 30 克，桂花 20 克，冰糖適量。

【做法】

❶ 黑米洗淨，浸泡 6 小時；紅豆洗淨，浸泡 1 小時；蓮子洗淨；花生洗淨，瀝乾備用。

❷ 鍋置火上，將黑米、紅豆、蓮子放入鍋中，加水 1000 克，大火煮沸後換小火煮 1 小時；加入花生，繼續煮 30 分鐘。

❸ 加入桂花、冰糖，拌勻，煮 3 分鐘即可。

「三黑」糊

【材料】黑米 50 克，黑豆 20 克，黑芝麻 15 克，核桃仁 15 克。

【做法】所有材料洗淨晾乾後都研成細粉，並混勻炒熟，然後用沸水沖調成糊狀即可。

黑米銀耳大棗羹

【材料】黑米 100 克，銀耳乾、大棗各 10 克。

【做法】所有材料洗淨放入湯鍋，加足量清水熬煮成濃稠的羹，然後加冰糖調味即可。

雪梨糯米香飯

【材料】糯米 75 克，雪梨 50 克，黑米 25 克，蜜棗、

核桃仁各 10 克。

【做法】

❶ 黑米浸泡 24 小時，白糯米浸泡 4~5 小時。

❷ 混合黑、白米，按 1：1 的比例加入清水，上籠蒸成黑白糯米飯。

❸ 取小碗 1 只，四周刷上少量沙拉油。

❹ 熟透，取出備用，底部放上黑棗、核桃仁各 1 粒，四周放上切好的雪梨片，然後裝入蒸好的黑白糯米飯。

❺ 碗加蓋再上籠蒸 15 分鐘，取出倒扣在盤內即可食用。

南瓜黑米甜湯

【材料】南瓜 200 克，黑米 150 克，大棗 60 克，蜂蜜、冰糖各適量。

【做法】

❶ 將南瓜洗淨、去柄、切開，挖去內瓤後切成厚片。

❷ 將黑米、大棗洗淨，和南瓜片一起放入鍋內，加水 1000 毫升，先用猛火煮沸，再改用文火煮至米爛即可。

大 麥

大麥性涼，味甘、鹹。《本草綱目》記載大麥的功效有：「去食療脹、消積進食、平胃止渴、消暑除熱、益氣調中、寬胸大氣、補虛劣、壯血脈、益顏色、實五臟、化

穀食」。大麥麵作成稀糊食用，還有「容易下咽，以助胃氣」的效果，特別適宜脾胃虛弱和消化不良的中老年人食用。另外，在夏季食用大麥，還能幫助中老年人降低膽固醇和血糖，具有極佳的養生功用。

大麥的食用禁忌：無。

大麥常用食療方：

大麥湯

【材料】羊肉 1500 克，大麥仁 500 克，蘋果 250 克，鹽適量。

【做法】

❶ 大麥仁淘洗乾淨，放入鍋內加適量清水，先用武火燒沸，再用文火煮熟。

❷ 將羊肉洗淨，與蘋果一同放入鍋內，加水適量熬煮至羊肉熟爛。

❸ 把煮好的羊肉和蘋果撈出，把澄乾淨的肉湯與大麥仁粥合併，再用文火熬煮成稠粥。

❹ 將煮熟的羊肉切成小塊，放入煮好的大麥粥內，加少許鹽調味即可。

大麥粉糊

【材料】大麥粉 1500 克，羊肉、大豆粉各 500 克，豌豆 100 克，草果 10 克，生薑汁、香菜、鹽、醋適量。

【做法】

❶ 羊肉洗淨切成小塊，和草果、豌豆一起熬成濃湯，去渣留湯備用。

❷ 大麥粉、大豆粉混勻，用肉湯調成麵糊。

❸ 將麵糊煮熟，食用時加薑汁、醋、鹽和香菜調味
　　即成。

大麥薑汁湯

【材料】大麥 100 克，生薑汁、蜂蜜適量。

【做法】將大麥煎湯取汁，加入生薑汁、蜂蜜各適
量，攪勻即可。

薏苡仁綠豆大麥粥

【材料】大米、薏苡仁、綠豆、大麥仁各 40 克。

【做法】將所有材料一起洗淨後放入粥鍋，加足量清
水文火熬煮成粥即可。

大麥香飯

【材料】大米 100 克，小米、大麥米、薏苡仁、燕
麥、玉米渣各 20 克。

【做法】

❶ 將大麥米、薏苡仁、玉米渣洗淨後浸泡一晝夜。

❷ 將大米、小米、燕麥和提前處理好的大麥米、薏
　　苡仁和玉米渣一起倒入粥鍋中，加足量清水上籠
　　蒸熟即可。

黃花菜

　　黃花菜性涼，味甘，具有很好的利水涼血、安神明
目、健腦和抗衰老功能，常吃黃花菜還能滋潤皮膚，增強
皮膚的韌性和彈力，可使皮膚細嫩飽滿、潤滑柔軟，皺褶
減少、色斑消退。

此外，黃花菜還能抗菌，增強免疫功能，具有中輕度的消炎解毒功效。

《本草綱目》中記載黃花菜：「味甘而氣微涼，祛濕利水，除熱通淋，止渴消煩，開胸寬膈，令人心平氣和，免於憂鬱。」

可見這種蔬菜是中老年人日常保健、養顏和增加抵抗力的優質保健食品。

黃花菜的食用禁忌：黃花菜是近於濕熱的食物，潰瘍損傷、胃腸不和的人少吃為好；平素痰多，尤其是哮喘病者，不宜食用。瘡瘍損傷、胃腸不和的人和哮喘患者應忌食。

黃花菜的常用食療方：

金針肉片湯

【材料】黃花菜、瘦豬肉各 25 克，鹽、味精各適量。

【做法】

❶ 豬肉切薄片，黃花菜摘淨備用。

❷ 湯鍋放入清水煮沸，然後下肉片、金針菜略煮。

❸ 待肉片熟透後，下鹽、味精攪勻即成。

三絲黃花菜

【材料】乾黃花菜 50 克，水發香菇、熟竹筍、胡蘿蔔各 25 克，植物油、濕澱粉各 15 克，料酒 10 克，鹽、雞精、麻油、白糖各適量。

【做法】

❶ 將乾黃花菜浸入溫水中泡軟，揀乾淨雜質和老

梗，洗淨、瀝乾水備用。

❷ 香菇水發後去蒂、洗淨，和洗淨的冬筍、胡蘿蔔全部切成絲。

❸ 炒鍋燒熱放油，待油燒至七成熱後投入黃花菜和冬筍、香菇、胡蘿蔔三絲煸炒幾下，然後加料酒、精鹽、白糖、味精和少量清水，煸炒至沸後轉用小火燜燒至黃花菜入味即可。

黃花菜炒雞蛋

【材料】黃花菜 250 克，雞蛋 150 克，花生油 20 克，料酒 8 克，蔥末、薑末各 5 克，鹽、味精各適量。

【做法】

❶ 乾黃花菜洗淨、泡發，然後摘淨雜質，從中間切段；雞蛋打入碗內，加少許精鹽、味精、料酒，攪拌均勻。

❷ 炒鍋燒熱倒入花生油，油熱後把雞蛋炒熟盛入盤內備用。

❸ 鍋內留底油，燒至七成熱後投入蔥、薑末爆香，然後倒入黃花菜、雞蛋，加少許料酒、鹽、味精，翻炒均勻盛入盤內即可。

黃花「菊」

【材料】植物油 300 克（實耗約 30 克），乾黃花菜 100 克，水發香菇、冬筍各 20 克，醬油、黃酒各 10 克，薑絲、乾澱粉各 5 克，鹽、味精、花椒油各適量。

【做法】

❶ 乾黃花菜水發後摘去雜質，再次洗淨後分成 20 根

/把，每把用 1 根黃花菜紮住根部，沾勻乾澱粉放在案板上，用小擀麵杖捶打成白絲，抖淨乾粉放在盤中。

② 香菇洗淨、去蒂後切成細絲，冬筍也切成細絲。

③ 炒鍋上旺火，加油燒至八成熱，下黃花菜炸成菊花形狀撈出，根部朝上擺放在蒸碗內，將香菇絲和冬筍放在上面。

④ 炒鍋上旺火，加入清水、醬油、黃酒、精鹽、味精燒沸，倒入蒸碗內，然後將蒸碗入籠蒸約 20 分鐘取出。

⑤ 將蒸碗內的湯汁倒入炒鍋中，菜扣入平盤內。

⑥ 將炒鍋中的湯汁燒沸，用濕澱粉勾芡，淋上花椒油攪勻，澆在黃花菜上即成。

黃花粉絲

【材料】乾黃花菜、乾粉絲各 100 克，青蒜 25 克，植物油 20 克，料酒、醬油各 10 克，蔥末、薑末各 5 克，鹽、味精、麻油各適量。

【做法】

① 乾黃花菜洗淨、泡發，然後除去雜質，從中間切段；乾粉絲用清水泡軟，瀝乾水分，放在盤內；蔥、薑、青蒜切成細末。

② 炒鍋燒熱，倒入植物油燒至七成熱，下入蔥、薑爆香，然後注入清水、鹽、料酒、醬油、黃花、粉絲，燒開移至小火煨，到湯汁乾時投入青蒜末，淋入麻油即可。

驢肉

驢肉性涼，味甘，長期食用可以補氣養血、養心安神、護膚養顏，是中老年人理想的肉類食品。歷代醫家對驢肉的功效多有描述，如《本草綱目‧獸部‧驢》提到：「補血益氣，治遠年勞損；煮汁空心飲，療痔引蟲……驢肉補血、治遠年老損，煮之飲、固本培元。」

驢肉的食用禁忌：平素脾胃虛寒、慢性腸炎、腹瀉者忌食驢肉。

驢肉的常用食療方：

山藥香菇炒驢肉

【材料】熟驢肉 150 克，山藥、香菇各 50 克，青椒 20 克，醬油 15 克，濕澱粉 10 克，料酒 8 克，蔥末、薑末各 5 克，鹽、味精、香油各適量。

【做法】

❶ 山藥去皮，洗去表面黏液後切片，青椒切片，香菇洗淨、切絲，驢肉切片，用澱粉、醬油、料酒拌勻備用。

❷ 炒鍋燒熱倒入植物油，燒至七八成熱時，下蔥末、薑末爆香，然後下驢肉炒至變色。

❸ 驢肉炒變色後下山藥、香菇絲和青椒，炒至熟後，淋上麻油，出鍋前加鹽、味精調味即可。

驢肉阿膠粥

【材料】驢肉、大米各 50 克，阿膠 10 克，澱粉、醬

油、料酒、花椒粉、鹽各適量。

【做法】

❶ 將驢肉洗淨，切成細絲，用澱粉、醬油、料酒、花椒粉抓勻備用。

❷ 大米淘淨，加足量清水燉煮，待沸騰後加入醃漬好的驢肉和阿膠，煮至粥熟，食用時加適量食鹽調味即可。

驢肉煲

【材料】驢肉 300 克，白菜 400 克，凍豆腐 200 克，韭菜花、大蔥、香菜各 15 克，紅腐乳 20 克，鹽、料酒各 6 克，辣椒油 2 克。

【做法】

❶ 驢肉切片，白菜切塊，凍豆腐切條，蔥、香菜切末備用。

❷ 醬豆腐加開水研開，調成腐乳汁。

❸ 取砂鍋 1 個，用白菜頭、凍豆腐墊底，把切好的驢肉整齊地鋪成橋形，加入奶湯，上火燉開後加入鹽、味精、料酒，轉微火煮 30 分鐘。

❹ 把韭菜花、醬豆腐汁、蔥末、香菜末、辣椒油分裝入小碗內備用。

❺ 砂鍋端上桌，各料隨砂鍋上桌，吃時根據個人喜好調味。

紫　菜

紫菜性寒，味甘鹹，入肺、脾、膀胱經，具有清熱、

軟堅，補胃、利咽，止咳、化痰、養心、除煩，利水、消腫等多種功效。

《本草綱目‧菜部‧紫菜》中就有「治煩熱病、癭瘤、腳氣者」的記載。而且，紫菜營養成分易被吸收，非常適合消化功能減退的中老年人食用。長期食用紫菜可以保護肝臟，延緩人體衰老，還可以維持腸道健康，改善記憶力衰退症狀。

紫菜食用禁忌：紫菜是富含鈣離子的食物，與含鞣酸過多的柿子同食會生成不溶性結合物。

紫菜常用食療方：

紫菜榨菜湯

【材料】榨菜 100 克，紫菜 50 克，胡椒粉、鹽各適量。

【做法】

❶ 將榨菜切絲，紫菜用清水泡開、洗淨。

❷ 湯鍋洗淨，倒入 500 毫升清水燒開，然後放入榨菜絲、紫菜。

❸ 加適量鹽，湯沸片刻加適量胡椒調味即可。

芝麻紫菜

【材料】紫菜 200 克，熟芝麻 50 克，香油、鹽各適量。

【做法】

❶ 紫菜撕成小碎塊，然後淋入少許香油，攪拌均勻。

❷ 白芝麻炒熟碾碎。

❸ 平底鍋燒熱，倒入準備好的紫菜碎塊，翻炒片
　刻，以不糊為準。

❹ 炒好後離火，晾涼後倒入熟芝麻和少許鹽，拌勻
　即可。

五穀燕麥紫菜金槍魚粥

【材料】燕麥、白米各 50 克，金槍魚肉、紫菜各 30
克、鹽、味精適量。

【做法】

❶ 把燕麥和白米淘洗淨後用清水浸泡 10 分鐘，然後
　加足量水煮成粥。

❷ 煮至粥八成熟時，倒入紫菜，並用筷子攪碎。

❸ 粥煮好後，倒入金槍魚肉同粥攪拌均勻，再煮 10
　分鐘，加鹽、味精調味即可。

牛　奶

　　牛奶性寒，味甘，具有安神助眠、養心潤肺、解熱散
毒等多種功效。

　　《本草綱目》中記載牛奶：「牛乳，甘，微寒，無毒。
補虛羸，止渴。養心肺，解熱毒，潤皮膚。患熱風人宜食
之止小兒吐乳，補勞。治反胃熱噦，補益勞損，潤大腸，
治氣痢，除疸黃，老人煮粥甚宜。」

　　牛奶的食用禁忌：

　　牛奶忌煮至完全沸騰；早餐忌空腹飲用牛奶；牛奶忌
與菜花、韭菜、鈣粉、菠菜、果汁同食。

牛奶常用食療方：

牛奶粥

【材料】鮮牛奶 250 毫升，大米 60 克，白糖適量。

【做法】

❶ 將大米淘洗乾淨後，加水煮至半熟。

❷ 去掉半熟米粥中的米湯，加入牛奶，文火煮成粥。

❸ 加入白糖調味即可。

牛奶大棗湯

【材料】牛奶 500 毫升，大米 100 克，大棗 25 克。

【做法】先將大米與大棗同煮成粥，然後加入牛奶，燒開即可。

羊肉奶羹

【材料】牛奶 250 毫升，羊肉 250 克，山藥 100 克，生薑 20 克。

【做法】

❶ 將羊肉洗淨切成小塊，生薑切成片，一起放入砂鍋，加水適量，文火燉 7～8 小時。

❷ 湯燉好後，攪勻，去除未爛殘渣，留羊肉湯，加入切片山藥，煮爛，再倒入牛奶，燒開即可。

鮮奶玉液

【材料】牛奶 200 毫升，炸核桃仁 80 克，粳米 60 克，生核桃仁 45 克，白糖 12 克。

【做法】

❶ 粳米洗淨，用清水浸泡 1 小時，撈出後瀝乾水分，和核桃仁、牛奶及少量水一起放入豆漿機，打成混合米漿。

❷ 把做好的混合米漿倒入鍋內，加適量水，用文火煮沸，然後加入白糖調味即可。

黃　鱔

黃鱔是一種味道鮮美、性質平和的魚類，《本草綱目》記載黃鱔的性味為「甘，平，無毒」，功效則記載為「食之已嘔，暖中益胃。補中益血，補虛損；血氣不調」。中老年人經常食用黃鱔，有補血益氣、調理脾胃之效。此外，現代醫學研究發現鱔魚體內的「鱔魚素」能降低血糖和維持血糖平衡，對中老年糖尿病有很好的治療作用。

黃鱔的食用禁忌：忌與南瓜、菠菜、紅棗同食；高血壓、中風後遺症、甲狀腺功能亢進症、活動性肺結核、支氣管擴張、瘙癢性皮膚病、紅斑狼瘡、腸胃不佳者以及急性炎症患者均忌食。

黃鱔常用食療方：

黃蓍黃鱔羹

【材料】黃鱔 500 克，黃蓍 40 克，生薑、食鹽適量。

【做法】

（1）將黃鱔肉、黃蓍混在一起，加水煮熟。

（2）用生薑、食鹽調味。

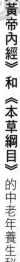

黃鱔棗燜飯

【材料】黃鱔 150 克，大米 100 克，乾紅棗 20 克，生薑汁、油、鹽各適量。

【做法】

❶ 黃鱔宰殺、去除內臟後整理乾淨，用生薑汁、油、鹽拌勻醃漬 2 小時。

❷ 紅棗洗淨，去核；大米淘洗乾淨，浸泡在清水中備用。

❸ 把大米、紅棗放入鍋內，加適量清水煮成大米紅棗飯。

❹ 飯中水將乾時，將醃漬好的黃鱔平鋪於飯上，微火燜 5 分鐘後關火，再燜 5 分鐘即可。

黃精鱔片

【材料】黃鱔 600 克，萵筍 150 克，植物油 75 克，黃酒 30 克，澱粉 20 克，黃精、薑各 10 克，鹽、糖、味精、胡椒粉、香油各適量。

【做法】

❶ 黃精洗淨後用溫水泡軟，剁成細蓉備用。

❷ 鱔魚宰殺、去除內臟後洗淨，切成薄片備用。

❸ 生薑洗淨後剁成薑末，萵筍削皮切片備用。

❹ 把黃精蓉、鹽、味精、胡椒粉、白糖、料酒、濕澱粉加適量清水調成汁。

❺ 炒鍋洗淨置火上，倒入植物油燒至七成熱，下鱔魚片快速滑散，隨即下薑末、萵筍片炒幾下，然後倒入調好的汁勾芡，淋上香油裝盤即可。

子龍脫袍

【材料】活黃鱔 750 克，熟豬油 500 克（實耗 100 克），水發玉蘭片、青辣椒各 50 克，水發冬菇、香菜、料酒、乾澱粉、濕澱粉、高湯各 25 克，鮮紫蘇葉、雞蛋清、香油各 10 克，鹽、味精、胡椒粉、醋各適量。

【做法】

❶ 將黃鱔宰殺、去除內臟後剝去外皮，然後用沸水焯燙至斷生，切成粗絲備用。

❷ 青辣椒洗淨，與玉蘭片、水發冬菇均切成長 4 公分的細絲。鮮紫蘇葉切碎備用。

❸ 將雞蛋清磕入碗內，攪發起泡沫後，放入乾澱粉、精鹽調勻，再放入鱔絲抓勻上漿。

❹ 炒鍋置火上，放入豬油燒至五成熱，下鱔絲劃散，約 30 秒鐘後撈出瀝乾油。

❺ 炒鍋內留油 50 克，燒至八成熱，下玉蘭片、青辣椒、冬菇絲、精鹽煸炒一會，再下鱔絲，烹料酒合炒。

❻ 接著將醋、紫蘇葉、濕澱粉、味精加清水調成汁，倒入炒鍋，顛兩下，盛入盤中，撒上胡椒粉，淋入香油，用香菜拼入盤邊即成。

歸參鱔魚羹

【材料】黃鱔 500 克，黨參、當歸各 15 克，料酒 10 克，蔥、薑、蒜各 3 克，味精、鹽、醬油各適量。

【做法】

❶ 黃鱔宰殺、去除內臟後，去骨、頭、尾，切絲備

用。

❷ 將當歸、黨參裝入紗布袋內，紮緊口備用。

❸ 把黃鱔絲放在湯鍋內，加入藥袋，然後再放料酒、醬油、蔥末、薑末，加水適量。

❹ 湯鍋置火上，武火燒沸後打去浮沫，然後轉文火煎煮 1 小時左右，關火撈出藥袋後，加入味精即可。

鯉 魚

鯉魚性平，味甘，《本草綱目》記載其「長於利小便，故能消腫脹，黃疸，腳氣，喘嗽，濕熱之病」。而且，現代營養學研究發現，鯉魚富含豐富的優質蛋白質，且極易被人體吸收；同時它還含有大量不飽和脂肪酸，能很好地降低膽固醇，中老年人食之可以防治動脈硬化、冠心病。

鯉魚的食用禁忌：患有惡性腫瘤、淋巴結核、紅斑狼瘡、支氣管哮喘、小兒痄腮、血栓閉塞性脈管炎、癰疽疔瘡、蕁麻疹、皮膚濕疹等均忌食；同時，鯉魚是發物，素體陽亢及瘡瘍者慎食。

鯉魚常用食療方：

鯉魚湯

【材料】鯉魚 500 克，胡椒、鹽各適量。

【做法】鯉魚宰殺後刮鱗去除內臟和腮，再將其放入湯鍋，加足量清水煮湯直至魚爛熟，然後用胡椒、鹽調味即可。

乾燒鯉魚

【材料】鯉魚 600 克，植物油 100 克，五花肉末 30 克，料酒 15 克，蔥、薑、蒜、泡辣椒、醬油各 10 克，鹽、白糖、胡椒粉各適量。

【做法】

❶ 鯉魚宰殺後刮鱗，去除內臟和腮，在魚身兩面都打上花刀，用鹽、料酒醃漬 1 小時備用。

❷ 炒鍋燒乾，倒入植物油燒至八成熱，放入醃好的魚炸至金黃色撈出備用。

❸ 鍋內留底油，下豬肉末、白糖、鹽、料酒、胡椒粉、薑、蒜、辣椒、醬油和適量清水，燒至汁乾時起鍋裝盤即可。

蔥辣鯉魚條

【材料】植物油 800 克（實耗約 120 克），鯉魚 600 克，高湯 260 克，淨蔥 50 克，醬油 40 克，料酒 30 克，淨薑 15 克，香油 12 克，乾辣椒 10 克，鹽 5 克，味精、白糖各適量。

【做法】

❶ 鯉魚去鱗、鰭、鰓和內臟，洗淨後再去掉脊骨，切成寬條備用。

❷ 蔥對剖後切成段，薑切片，乾辣椒去籽備用。

❸ 準備好的魚條用薑、蔥、鹽、醬油、料酒拌勻醃漬 1 小時。

❹ 炒鍋燒熱倒入植物油，燒至八成熱時下入魚條，炸至金黃色後撈出控油。

⑤ 炒勻留底油，旺火燒熱後下蔥、薑爆香，然後倒入高湯加乾辣椒、白糖和餘下的醬油、料酒，把炸好的魚也放進去，用火燒至汁濃，澆入香油即成。

珍珠鯉魚

【材料】鯉魚 600 克，植物油 300 克（實際耗油約 30 克），黃瓜、櫻桃蘿蔔各 50 克，水澱粉、蛋清、料酒各 15 克，蔥、薑、蒜、花椒各 5 克，鹽、味精各適量。

【做法】

❶ 將鯉魚頭尾分開，用蔥、薑、蒜、花椒水、鹽、味精、料酒調好口味蒸熟，擺在盤中備用。

❷ 鯉魚中段剔去魚骨，肉剁成泥放在碗內，加鹽、花椒水、味精、清湯、蛋清拌勻。

❸ 湯鍋倒入 1000 毫升清水燒開，把準備好的魚肉氽成直徑 1 公分左右的小丸子，擺在盤中做好造型的鯉魚頭、尾中間。

❹ 炒勻內放清湯、鹽、花椒水、味精，燒開後用水澱粉勾芡，均勻淋在鯉魚頭、尾和丸子上即可。

馬鈴薯

馬鈴薯也叫「土豆」，性平，味甘，有補脾益氣、緩急止痛、通利大便的功效，《本草綱目》中還記載馬鈴薯「功能稀痘，小兒熟食，大解痘毒」。現代營養學研究發現馬鈴薯中所含的豐富營養素有很好的抗衰老作用。

馬鈴薯的食用禁忌：忌吃發芽的馬鈴薯。

馬鈴薯的常用食譜：

馬鈴薯南瓜湯

【材料】馬鈴薯 300 克，南瓜 200 克，杏脯、紅棗各 20 克，枸杞 10 克，鹽、清水各適量。

【做法】

❶ 馬鈴薯、南瓜洗淨，削皮後切成小塊；杏脯、紅棗切成小粒；枸杞洗淨用溫水浸泡備用。

❷ 湯鍋洗淨、燒乾後倒入少許底油，把切好的馬鈴薯和南瓜倒入略炒，然後加足量清水和適量鹽，大火燒開後轉小火燉煮半小時，然後下入切好的杏脯、紅棗和泡好的枸杞，文火慢慢燉至馬鈴薯和南瓜熟爛即可。

香油馬鈴薯絲

【材料】馬鈴薯 400 克，鮮蔥 20 克，香油 10 克，鹽、味精各適量。

【做法】

❶ 馬鈴薯洗淨、削皮後切成細絲，蔥切絲備用。

❷ 馬鈴薯絲用清水漂洗後，放入沸水中焯至斷生，撈出後再放入涼水中漂透，撈出瀝乾水分備用。

❸ 把馬鈴薯絲、鹽、味精、香油一起拌勻，裝入盤中，撒上蔥絲即可。

家常馬鈴薯餅

【材料】馬鈴薯 300 克，麵粉 200 克，植物油 50 克，香蔥 20 克，孜然粉、咖喱粉各 15 克，鹽適量。

【做法】

❶ 馬鈴薯洗淨、削皮後切成細絲，用清水漂洗至沒有澱粉析出。

❷ 香蔥切成碎末備用。

❸ 將馬鈴薯絲、麵粉、咖喱粉、孜然粉、鹽和香蔥末拌勻，並加適量清水調成麵糊。

❹ 平底鍋燒熱，放入一小勺植物油，攤入適量的麵糊晃勻，中火加熱 3 分鐘。

❺ 馬鈴薯餅翻面，再加熱 3 分鐘即可。

馬鈴薯肉末粥

【材料】粳米 100 克，馬鈴薯、瘦肉末各 50 克，色拉油、醬油各 3 克，蔥、薑各 3 克，味精、鹽各適量。

【做法】

❶ 粳米淘洗乾淨，用冷水浸泡半小時，撈出瀝乾水分備用。

❷ 馬鈴薯洗淨、削皮，切成碎丁；蔥、薑洗淨，切末備用。

❸ 炒鍋燒熱，加入色拉油燒至七成熱，下入蔥末、薑末爆香後倒入豬肉末炒至變色，撈出備用。

❹ 粥鍋中倒入 1000 毫升清水和準備好的粳米，大火煮沸後下入馬鈴薯丁、豬肉末和鹽，改用小火熬煮成粥，食用時加味精調味即可。

雞茸馬鈴薯濃湯

【材料】馬鈴薯 350 克，雞胸肉 125 克，雞蛋黃 30 克，肉荳蔻粉、胡椒粉各 1 克，鹽適量。

【做法】

❶ 馬鈴薯洗淨、削皮，煮熟後碾成馬鈴薯泥備用。

❷ 雞胸肉洗淨放入湯鍋煮熟撈出，雞湯澄清備用。

❸ 雞胸肉剁成細泥，和馬鈴薯泥、雞蛋黃、肉荳蔻
粉、胡椒粉、鹽一起攪拌均勻。

❹ 把攪勻的雞茸馬鈴薯泥用雞湯慢慢調成稀糊，放
在文火上燒開即可。

百　合

　　百合味甘，性微寒，歸心、肺經，具有養陰潤肺、清
心安神的功效。

　　《本草綱目》中記載：「百合主邪氣腹脹心痛，利大
小便，補中益氣，除水腫臚脹，痞滿寒熱，遍身疼痛，及
乳難喉痺，止涕淚。」可見其對於因氣血兩虛引起的久
咳、驚悸、失眠多夢和精神恍惚等症狀都有很好的療效。

　　中老年人秋季適量食用百合，對因氣候乾燥而引起的
多種季節性疾病有一定的防治作用。

　　百合的食用禁忌：百合性寒黏膩，脾胃虛寒者忌多
食。

百合的常用食療方：

蜂蜜蒸百合

【材料】百合 120 克，蜂蜜 30 克。

【做法】將百合與蜂蜜調和均勻，冷水上籠蒸 1 小
時，至百合軟熟即可。

百合貝母煲豬肉

【材料】瘦豬肉 60 克，乾百合 50 克，天花粉 15 克，川貝 9 克，鹽適量。

【做法】

❶ 將百合、川貝母、天花粉洗淨，用清水浸泡半小時後武火煮沸，轉文火再煎半小時後離火，澄出藥汁備用。

❷ 豬肉洗淨，切成小塊後放入準備好的藥汁煮熟，然後加鹽調味即可食用。

三色百合

【材料】西芹 100 克，鮮百合 60 克，鮮銀杏 30 克，植物油 15 克，鹽、雞精各適量。

【做法】

❶ 鮮百合切去兩頭，剝開鱗片洗淨備用。

❷ 西芹摘去葉、筋後切段備用。

❸ 鮮銀杏剝去殼和皮備用。

❹ 炒鍋燒熱後倒入植物油燒至六成熱，下西芹煸炒 1 分鐘左右，然後分別加入銀杏和百合，煸炒至百合顏色變成透明後調入鹽和雞精即可。

百合杞子燉兔肉

【材料】兔肉 300 克，百合 40 克，枸杞子 30 克，鹽、味精、香油各適量。

【做法】

❶ 兔肉洗淨、切塊；百合、枸杞子分別洗淨，用清水泡軟備用。

❷ 把處理好的兔肉、百合和枸杞子一起放入鍋中，加足量清水旺火燒開，然後轉成小火燉至肉熟爛，加食鹽、味精、香油後即可。

百合魚片

【材料】草魚片 400 克，鮮百合 150 克，植物油 30 克，鮮紅辣椒 20 克，料酒、水澱粉各 15 克，薑末、蔥末各 8 克，鹽、雞精各適量。

【做法】

❶ 魚片加鹽、胡椒粉、料酒醃製 15 分鐘，然後用水澱粉拌勻。

❷ 湯鍋中加入清水燒開，倒入魚片汆燙至顏色變白，撈出備用。

❸ 炒鍋放底油，燒至七成熱下入薑末、蔥末爆香，然後倒入紅辣椒、百合翻炒 1 分鐘。

❹ 把處理好的魚片倒入炒鍋，加鹽、雞精和小半碗水，加蓋燜 3 分鐘，然後撒上蔥花即可出鍋裝盤。

人　參

人參性平微溫，味甘微苦，歸脾、肺經，有大補元氣、復脈固脫、補脾益肺、生津止渴、安神益智的功效。人參自古以來擁有「百草之王」的美譽，更被東方醫學界譽為「滋陰補腎，扶正固本」之極品。

《本草綱目》中記載人參別名「皺面還丹」，現代醫學研究也發現人參的浸出液含有多種皂苷和多糖類成分，

可被皮膚緩慢吸收，對皮膚沒有任何的不良刺激，能擴張皮膚毛細血管，促進皮膚血液循環，增加皮膚營養，調節皮膚的水油平衡，防止皮膚脫水、硬化、起皺；人參中的活性物質還具有抑制黑色素的還原性能，使皮膚潔白光滑。可見，人參是中老年人補虛、駐顏的首選之品。

人參的食用禁忌：人參忌過量食用，忌與蘿蔔及茶水同食。

人參營養飯

【材料】大米 300 克，新鮮人參 100 克，紅豆、黑豆各 30 克，乾紅棗 20 克，栗子仁 15 克。

【做法】

❶ 新鮮人參洗淨，切成小塊。

❷ 大米淘洗乾淨，用清水浸泡 30 分鐘後撈出，瀝乾水分。

❸ 大棗去核後切絲，栗子剝皮後切厚塊。

❹ 紅豆、黑豆洗淨，用清水浸泡至軟。

❺ 把所有準備好的材料一起放入鍋中，加適量清水蒸成飯即可。

人參炒蝦仁

【材料】新鮮人參、蝦仁各 100 克，洋蔥 25 克，沙拉油 20 克，醬油、糖稀各 10 克，鮮紅辣椒、黃辣椒各 5 克，鹽適量。

【做法】

❶ 新鮮人參洗淨後切絲。

❷ 大蝦用鹽水洗淨，去皮、去頭、挑沙線後切成丁。

❸ 洋蔥和大辣椒切塊。

❹ 炒鍋置火上，燒熱後放入沙拉油，燒至八成熱時下洋蔥、辣椒略翻炒，然後下入剩餘材料一起炒熟即可。

人參燉豬肘

【材料】豬肘 500 克，鮮人參 20 克，料酒 10 克，蔥 8 克，薑 5 克，鹽、味精、胡椒粉各適量。

【做法】

❶ 鮮人參切去蘆頭，洗淨，順切成薄片；薑拍鬆，蔥切段備用。

❷ 豬肘子去毛、洗淨，剔出淨肉後切成 4 公分見方的塊。

❸ 把肘子中間的大骨用錘子錘破，鋪入砂鍋底部，然後將肘子肉、人參、薑、蔥依次鋪於其上，並加入料酒和適量水。

❹ 將砂鍋置武火上燒沸，打去浮沫，然後轉文火再燉 1 小時，之後加入鹽、味精、胡椒粉，攪勻略燉即可。

嫩薑拌人參

【材料】鮮人參 150 克，嫩生薑 100 克，鹽、味精、蔥油各適量。

【做法】

❶ 嫩生薑洗淨，去皮後切片備用。

❷ 鮮人參洗淨，去皮切片後略焯水。

❸ 將準備好的人參片和嫩薑片加鹽、味精、蔥油拌

勻即可。

茯苓人參糕

【材料】小麥麵粉 400 克，茯苓 120 克，山藥 80 克，人參 10 克，鹽適量。

【做法】

❶ 將茯苓、人參、鹽、蓮子研作細粉。

❷ 細粉與麵粉和勻，加水適量，製成糕，上籠蒸熟即成。

第十四章

《本草綱目》
中的養心秘方

《本草綱目》與養心

　　人到中年以後，在生理、體能上會發生一系列變化，如注意力及記憶力日漸減退、脫髮、適應能力下降、心跳速度減慢、負重能力和耐力逐漸下降等。李時珍認為這是由於「心主神明」，中老年期精神方面的衰老與中老年期機體衰老基本一致，精神衰老多為記憶力、學習能力減退，思維活動遲鈍，除與神經虧虛相關外，多由心血暗耗、血不養心、神不守舍所致。

　　中醫認為，心陰不足可以導致臟腑功能紊亂。而心陰不足形成的原因多種多樣，如勞心過度，或久病失養，耗傷心陰或情志內傷，暗耗心陰；或氣鬱結化火，心肝火旺，灼耗心陰等。其病理表現為心陰虛，則陰不斂陽，而致心陽偏亢，即心陰虛而心火旺，從而出現神志不寧，虛煩不眠，甚則可出現五心煩熱、盜汗、口舌生瘡、面色潮紅、舌紅少津、脈細等病理表現。

　　現代醫學發現，人過四十，由於心肌細胞內的脂褐素沉著，心肌間質結締組織增多，心肌順應性日漸減退，心排出量也趨減少，周圍血管硬化，出現動脈硬化，局部組

織血氧供應減少，使健康受到嚴重威脅。

　　心臟不僅可以促使血液流動，向各個器官和組織輸送足夠的氧氣和營養物質，還能夠將代謝所產生的廢物如二氧化碳、尿素和尿酸等帶走，使各組織間的工作正常有序地進行，是循環系統的動力部分。

　　此外，心臟還具有內分泌功能，它所分泌的物質肽類激素可起到調節血壓和尿量，並使人體內水含量達到平衡狀態的作用。因此，心臟能否正常運作，對於生命是至關重要的。人到中老年，應將「補心」放在第一位。

　　《本草綱目》記載了很多養心、安神、益智的中藥，如酸棗仁、柏子仁、龍眼肉、麥冬、生地黃、百合、茯神、茯苓、遠志、合歡皮、玄參等 20 餘種，方如朱雀丸、瓊玉膏、補陰丸、心神不足方、酸棗仁湯、安神保精紫芝丸等 20 餘首。

　　另外，中老年人每天晚上臨睡前按摩手上的勞宮穴和腳上的湧泉穴，可起到心腎相交、改善睡眠的作用。在飲食補養方面，常用西洋參泡水喝，常吃桂圓、蓮子、百合、黑木耳等，以益心氣養心陰。

柏子仁

　　柏子仁，味甘、性平，歸心、肝、腎、大腸經，具有補心脾、滋肝腎的功效，為養心安神的良藥。善治中老年人久病體虛引起的虛勞失眠、心慌心悸、惴惴不安、易驚嚇等症。《本草綱目》中對柏子仁的功效記載頗詳：「主治驚悸，益氣，除風濕，安五臟。久服，令人潤澤美色，

耳目聰明，不飢不老，輕身延年……養心氣，潤腎燥，安魂定魄，益智寧神。」

　　柏子仁的食用禁忌：柏子仁忌與菊花、羊蹄和麵麴同食；有咳嗽痰多、大便滑洩、胃虛欲吐症狀的患者忌食。

柏子仁常用食療方：

柏子仁粳米粥

【材料】粳米 100 克，柏子仁 20 克，蜂蜜適量。

【做法】

❶ 將柏子仁揀去雜質，洗淨後搗爛備用。

❷ 粳米淘洗乾淨，和處理好的柏子仁一同下鍋煮成粥。

❸ 食用時，加入適量蜂蜜調味即可。

柏子仁燉豬心

【材料】豬心 400 克，柏子仁 15 克，醬油、料酒各 20 克，蔥、薑、蒜各 15 克，花椒、大料各 8 克，鹽適量。

【做法】

❶ 將豬心、柏子仁分別洗淨備用。

❷ 把柏子仁放入豬心內，封好口，和其餘作料一起上鍋加足清水，中火燉熟即可。

柏仁潤肺紅棗蜜汁

【材料】乾百合、蜂蜜各 30 克，柏子仁、酸棗仁各 20 克，乾紅棗 15 克。

【做法】

❶ 將百合、柏子仁、酸棗仁一起洗淨，放入砂鍋加

500 毫升清水小火煎煮半小時，離火後澄出湯汁，然後再重複煎煮一次，並將兩次煎煮的湯汁合併攪勻，復置火上，煎煮濃縮至 300 毫升。

❷ 大棗洗淨，用準備好的湯汁文火煎 30 分鐘，離火加蜂蜜攪勻即成。

蓮　子

蓮子，味甘，性微涼，無毒。入脾、腎、心經。清心醒脾，補脾止瀉，養心安神明目、補中養神，健脾補胃，止瀉固精，益腎澀精止帶。滋補元氣。

李時珍在《本草綱目》中寫道：「蓮之味甘，氣溫而性澀，清芳之氣，得稼穡之味，乃脾之果也。」

蓮子的主要功效：心煩失眠，脾虛久瀉，大便溏洩，久痢，腰疼，男子遺精，婦人赤白帶下；還可預防早產、流產、孕婦腰痠。

蓮子的食用禁忌：中滿痞脹及大便燥結者，忌服；不能與牛奶同服，否則加重便秘。

蓮子常用食療方

蓮肉糕

【材料】蓮子肉、糯米（或大米）各 200 克，炒香；茯苓 100 克（去皮）。

【做法】

共研為細末，白糖適量，一同攪勻，加水使之成泥狀，蒸熟，待冷後壓平切塊即成。

茯苓為補脾利濕藥，與蓮子肉、糯米同蒸糕食，則補脾益胃之功尤著，用於脾胃虛弱、飲食不化、大便稀溏等。

蓮子百合麥冬湯

【材料】蓮子 15 克（帶心），百合 30 克，麥門冬 12 克。

【做法】

加水同煎服。本方用帶心蓮子以清心寧神，百合、麥門冬亦有清心寧神之效，用於病後餘熱未盡、心陰不足、心煩口乾、心悸不眠等。

蓮子粥

【材料】蓮子 20 克，粳米 100 克。

【做法】

將蓮子與粳米發脹後，在水中擦去蓮子表層，抽去蓮心沖洗乾淨後放入鍋內，加清水在火上煮爛熟，備用。同煮，淘洗乾淨，放入鍋中加清水煮成薄粥，粥熟後摻入蓮子，熟後加冰糖或白糖再稍燉既可食用。

冰糖蓮子

【材料】蓮子 20 克，冰糖適量。

【做法】

將蓮子浸泡吸水，加冰糖上籠蒸，然後再燉濃食用。

蓮子紅棗湯

【材料】蓮藕兩大節，紅棗 200 克、蓮子 100 克。

【做法】

蓮藕去皮切塊洗淨瀝乾，紅棗、蓮子用水浸泡至軟後撈起，將藕塊和紅棗、蓮子加冰糖適量水煮 1 個半小時，

至食材軟透。

可補血潤膚，是長期疲勞過度、消耗精神的藥補食品。

紅棗銀耳蓮子湯

【材料】紅棗 100 克，白木耳 50 克，蓮子 100 克，紅糖適量。

【做法】

將紅棗、白木耳、蓮子洗淨後泡水。鍋中加適量的水，放入 3 種材料，煮熟後，加糖調味。

銀耳蓮子羹

【材料】蓮子 100 克，乾銀耳 15 克，鮮百合 120 克，香蕉 2 根，枸杞 5 克，冰糖 100 克。

【做法】

乾銀耳泡水 2 小時，揀去老蒂及雜質後撕成小朵，加水 4 杯入蒸籠蒸半個小時取出備用。新鮮百合撥開洗淨去老蒂，香蕉洗淨去皮，切成 0.3 公分厚的片。將所有材料放入燉盅中，加調味料入蒸籠蒸半個小時即可。

桂　圓

桂圓，又稱龍眼肉。龍眼肉味甘性溫，歸心、脾經，適用於心脾兩虛證及氣血兩虛證患者。中醫認為心主血脈與神志，與精神、意識思維活動有關。脾為後天氣血生化之源，提供全身的營養。如果人們思慮過度，勞傷心脾，可導致心悸怔忡、失眠健忘、神疲乏力等症狀。

龍眼肉不但能補益心脾，而且甜美可口，不滋膩，不

壅氣，實為補心健脾之佳品。久病體虛或老年體衰者，常有氣血不足之證，而表現為面色蒼白或萎黃、倦怠乏力、心悸氣短等症，龍眼肉既補心脾，又益氣血、甘甜平和，有較好療效。

《神農本草經》中記載：龍眼肉有治療「五臟邪氣，安志厭食」的功效，稱其「久服強魂聰明，輕身不老，通神明」。

中醫認為心主血脈與神志，與精神、意識思維活動有關；脾為後天氣血生化之源，提供全身的營養。如果人們思慮過度，勞傷心脾，可導致心悸怔忡、失眠健忘、神疲乏力等症狀。龍眼肉甘溫滋補，入心脾兩經，功善補益心脾，而且甜美可口，不滋膩，不壅氣，實為補心健脾之佳品。久病體虛或老年體衰者，常有氣血不足之證，而表現為面色蒼白或萎黃、倦怠乏力、心悸氣短等症，龍眼肉既補心脾，又益氣血，甘甜平和，有較好療效。

桂圓的食用禁忌：內有痰火及濕滯停飲者忌服。《本草匯言》中記載：「甘溫而潤，恐有滯氣，如胃熱有痰有火者；肺受風熱，咳嗽有痰有血者，又非所宜。」《藥品化義》中記載：「甘甜助火，亦能作痛，若心肺火盛，中滿嘔吐及氣膈鬱結者，皆宜忌用。」

桂圓常用食療方：

桂圓大棗紅豆湯

【材料】乾桂圓 30 克，大棗 50 克，紅豆 150 克，清水 1500 克。

【做法】

① 紅豆用清水洗淨，浸泡 2 小時備用。

② 桂圓去殼留肉備用。

③ 將泡好的紅豆、大棗放入清水，上火煮沸。

④ 加入桂圓。

⑤ 再次沸騰後，轉文火煲 60 分鐘。

桂圓紅棗銀耳羹

【材料】 桂圓 25 克，紅棗 30 克，蓮子 30 克，乾銀耳 5 克。

【做法】

① 乾銀耳用水泡發後洗淨撕成小塊，紅棗切開去核。桂圓剝去外殼後，放入熱水中浸泡一會兒，比較容易去掉核。

② 銀耳和蓮子放入鍋中，加水煮開後轉小火煮約 40 分鐘至銀耳黏稠。

③ 隨後倒入紅核肉和桂圓肉，小火煮約 30 分鐘即可。

茯　苓

茯苓性平，味甘、淡，入心、肺、脾經，具有滲濕利水、健脾和胃、寧心安神的功效。《本草綱目》中記載久食茯苓可以「安魂養神，不飢延年」，中醫在臨床治療中，也常用茯苓來治療中老年人心神不安、心悸、失眠等症。

茯苓的食用禁忌： 食用茯苓時忌飲茶，虛寒精滑、氣虛下陷者忌食茯苓。

茯苓的常用食療方：

茯苓栗子粥

【材料】粳米 100 克，栗子 25 克，茯苓 15 克，乾大棗 10 克，糖適量。

【做法】

❶ 加水先煮栗子、大棗、粳米。

❷ 茯苓研末，待米半熟時徐徐加入，攪勻，煮至栗子熟透，食用時加適量糖調味即可。

茯苓雞肉餛飩

【材料】麵粉 200 克，雞胸肉 150 克，茯苓 50 克，料酒 10 克，薑粉 5 克，胡椒、鹽各適量。

【做法】

❶ 茯苓研為細末，與麵粉加水揉成麵糰。

❷ 雞肉剁細，加生薑、胡椒、鹽做餡。

❸ 用茯苓麵糰做成餛飩皮，包上雞肉餡做成餛飩，煮熟食用即可。

大棗茯苓糯米粥

【材料】糯米 100 克，茯苓 15 克，乾紅棗、枸杞各 10 克，冰糖適量。

【做法】

❶ 糯米、紅棗分別洗淨，浸泡 1~2 小時。

❷ 粥鍋中放入足量清水，大火燒開後下糯米、紅棗、茯苓，煮開後轉小火慢熬 40 分鐘。

❸ 下枸杞繼續煮 5~10 分鐘，喜甜食的可以同時加入

適量冰糖至融化即可。

鮮藕瘦肉茯苓湯

【材料】排骨 100 克，鮮藕、瘦肉各 50 克，茯苓 30 克，薏苡仁 25 克，赤豆、扁豆各 15 克，鹽、味精各適量。

【做法】

❶ 鮮藕根去泥擦洗乾淨。

❷ 所有材料一併放入鍋內，再注入清水，煲至水滾，轉慢火煲 3 小時即可。

茯苓黃耆粥

【材料】大米 200 克，茯苓 50 克，黃耆 30 克。

【做法】

❶ 將茯苓烘乾後研成細粉。

❷ 黃耆洗淨後燜軟切成片。

❸ 大米淘洗乾淨，和黃耆片一起放入鍋內，加 1000 毫升清水煮成粥。

❹ 待黃耆粥煮好後，加入茯苓粉再煮沸 5 分鐘即成。

當　歸

當歸性溫，味甘、辛，《本草綱目》記載其有「溫中止痛……補五臟，生肌肉……止嘔逆，虛勞寒熱……補諸不足」的功效。現代中醫在臨床中，常用當歸來治療冠心病心絞痛、腸燥便秘和久咳氣喘等症。

現代藥理學研究發現，當歸的藥用成分中，含有抗血小板凝集和抗血栓的物質，並能促進血紅蛋白及紅細胞的生成，有改善中老年人抗心肌缺血和擴張血管的作用。

當歸的食用禁忌：忌一次使用大量當歸；有出血傾向、陰虛內熱、大便溏洩的中老年人及有藥物過敏史者忌用當歸。

當歸常用食療方：

當歸羊肉湯

【材料】羊肉 500 克，黃蓍 30 克，醬油 20 克，當歸、黨參各 15 克，生薑 10 克，蔥 1 段，薑 3 片，鹽適量。

【做法】

❶ 羊肉洗淨、切片備用。

❷ 黃蓍、黨參、當歸分別洗淨，用乾淨的棉布袋裝好備用。

❸ 把羊肉、藥袋和所有調料一起放入燉鍋，武火燒開撇去浮末後，轉文火燉至爛熟即可。

參歸燉雞

【材料】烏雞 200 克，黨參、當歸各 15 克，生薑 3 片，鹽適量。

【做法】

❶ 烏雞宰殺、褪毛，剁去頭爪後開膛去除內臟，洗淨後切成塊。

❷ 黨參、當歸分別洗淨，用乾淨棉布袋裝好備用。

❸ 把雞塊、藥袋一起放入燉鍋，加適量水，中火燉至爛熟即可。

當歸瘦肉湯

【材料】瘦豬肉 500 克，當歸 30 克，鹽適量。

【做法】將瘦豬肉切塊，與當歸一同放入鍋中，加水適量，用小火煎煮至爛熟，加適量鹽調味即可。

當歸燉豬排湯

【材料】豬排骨 400 克，丹參 25 克，當歸 20 克，砂仁 10 克，醬油 8 克，鹽適量。

【做法】

❶ 將當歸、丹參、砂仁擇去雜物後洗淨，用棉紗布袋包好備用。

❷ 豬排骨洗淨，剁成塊。

❸ 鍋內放足量水煮沸後，將排骨塊放入，再沸後撇去浮沫，放入準備好的藥袋和調料同煮，沸後改小火燉約 2 小時即可。

天麻當歸水魚湯

【材料】甲魚 600 克，乾紅棗 40 克，天麻、當歸各20 克，薑 3 片，鹽適量。

【做法】

❶ 將甲魚宰殺、刮洗後去除內臟，並切成塊備用。

❷ 天麻、當歸用水洗淨，切片；紅棗用水洗淨，去核。

❸ 將材料全部放入燉盅內，加入足量清水，加蓋放入蒸鍋內，隔水蒸 4 小時。

❹ 離火後去除，加適量鹽調味即可。

紅　豆

紅豆也叫「赤小豆」「紅小豆」或「小豆」，其性平，

味甘、酸，具有滋養身體、健脾養胃的功效。

《本草綱目》中記載紅豆能避瘟疫，和鯉魚、鯽魚、黃母雞煮食可利水消腫。

另外，紅豆還有去煩熱、止尿頻的功效，中老年人經常食用。可收明目輕身、精力旺盛、不易衰老之效。

紅豆的食用禁忌：

紅豆做成豆沙後含澱粉較多，多食易腹脹，故忌多食；紅豆忌與醃魚同食。

紅豆的常用食療方：

紅豆紫米湯

【材料】紅豆、紫米各 20 克，蜂蜜適量。

【做法】將紅豆及紫米洗淨浸泡過夜，將浸泡的水倒掉加入新水煮熟，再以小火煮至熟透即可，食用時可加入適量蜂蜜。

紅綠百合羹

【材料】綠豆、紅豆、百合各 20 克，糖或鹽適量。

【做法】綠豆、紅豆、百合浸半小時，以大火煮滾後收至慢火至豆熟，加入適量的糖或鹽，鹹食或甜食皆可。

紅豆蓮子粥

【材料】紅豆 100 克，蓮子 20 克，冰糖適量。

【做法】紅豆和蓮子洗乾淨後，放入砂鍋並加足量清水，置文火上燉煮至熟爛，再加冰糖調味即可。

紅豆蒸糕

【材料】綿白糖 30 克，蛋清 20 克，植物油、低筋麵

粉、蜜紅豆各 15 克。

【做法】

❶ 蛋清攪拌至起泡，然後分 3 次加入糖粉，同時不停攪拌，至所有蛋清都變成泡沫為止。

❷ 往打好的蛋清泡沫中加入植物油，攪打均勻，然後篩入低筋麵粉。

❸ 用橡皮刮刀輕輕翻拌均勻，不要打圈，避免蛋白消泡。

❹ 蛋糕模具或小碗底部刷油，並撒上蜜紅豆。

❺ 將麵糊刮入模具中，抹平表面。

❻ 把裝好蒸糕糊的模具或小碗放入蒸鍋中，大火煮沸後轉小火，蒸製 15~20 分鐘。

❼ 放涼後，取出蒸糕即可食用。

茼　蒿

茼蒿也叫「蓬蒿」，其性溫，味甘、澀，入肝、腎經，有平補肝腎、縮小便、寬中理氣的功效。

李時珍在《本草綱目》中記載它可以「安心氣，養脾胃，消痰飲」，現代中醫則認為茼蒿對心悸、怔忡、失眠多夢、心煩不安、夜尿頻繁等病症都有療效，非常適合有這些症狀的中老年人作為日常保健蔬菜食用。

此外，現代營養學研究還發現，茼蒿中含有揮發性精油和膽鹼等物質，對中老年人具有降血壓、補腦的作用。

茼蒿的食用禁忌：

胃虛洩瀉的人應忌食；忌一次食用過多。

茼蒿的常用食療方：

茼蒿蛋白飲

【材料】鮮茼蒿 250 克，雞蛋 3 個，油、鹽各適量。

【做法】

❶ 將鮮茼蒿洗淨，雞蛋打破去黃留清。

❷ 茼蒿加適量清水煮熟，然後在關火前加入雞蛋清煮片刻，調入油、鹽即可。

涼拌茼蒿

【材料】茼蒿 250 克，麻油、鹽、醋適量。

【做法】先將茼蒿洗淨，入滾開水中焯過，再以麻油、鹽、醋拌勻即成。

茼蒿炒豬心

【材料】茼蒿 350 克，豬心 250 克，植物油 25 克，蔥末、薑末各 10 克，鹽、味精各適量。

【做法】

❶ 將茼蒿去梗洗淨切段，豬心洗淨切片。

❷ 炒鍋中放油燒至七成熱，下蔥花爆香，然後投入心片煸炒至水乾，加入鹽、料酒、白糖，煸炒至熟。

❸ 鍋中加入茼蒿繼續煸炒至心片熟透，茼蒿入味，點入味精調味即可。

芋頭文蛤茼蒿湯

【材料】芋頭 500 克，文蛤、茼蒿各 200 克，植物油 15 克，料酒、蒜末各 10 克，鹽、味精各適量。

【做法】

❶ 新鮮的芋頭去皮、切片，茼蒿切段。

❷ 炒鍋燒乾倒入植物油，油燒至六成熱下入蒜末煸炒出香味，然後下入芋頭片大火翻炒至邊緣透明，烹入料酒。

❸ 把文蛤下入炒好的芋頭片中，加水沒過所有材料，大火煮開後轉中火燉煮。

❹ 燉至芋頭軟爛、文蛤開口，加入茼蒿段煮開，再加入鹽和味精調味即可。

冬菇扒茼蒿

【材料】茼蒿 300 克，鮮香菇 50 克，植物油 20 克，水澱粉 10 克，料酒 10 克，蒜末 8 克，蔥花 5 克，鹽、香油各適量。

【做法】

❶ 將茼蒿洗淨、切段，開水焯至斷生後，撈出瀝乾備用。

❷ 冬菇洗淨，切小片。

❸ 蔥、蒜洗淨，蔥切段，蒜切片。

❹ 炒鍋中放油燒熱至七成熱，爆香蔥段、蒜片，下冬菇翻炒。

❺ 倒入料酒及少量水，放入茼蒿段煸炒至熟，加鹽調好味。

❻ 用水澱粉勾芡，淋入香油即可。

第十五章

《本草綱目》
中的養肝秘方

中老年人為什麼要養肝

　　肝位於腹腔，五行屬木，主動主升，被稱為「將軍之官」，它的主要功能是藏血、主疏洩，這些功能與人的情志活動有關，並能促進人體的消化和氣、血、水的正常運行。如果肝有病，藏血、疏洩功能便減弱，會影響身體健康，出現兩目昏花、筋肉拘攣、屈伸不利等肝血虧虛的表現。

　　現代醫學研究表明，肝臟是人體最大的消化腺，可以控制和調節體內各種物質平衡，在糖類、脂類、蛋白質、維生素、激素等物質代謝中發揮重要作用。當肝臟受到損傷時，可導致上述代謝出現障礙而引起機體的一系列病理改變，主要臨床表現為肝區不適或疼痛、肝臟腫大、黃疸、門靜脈高壓等。

　　肝臟還是人體的解毒中心，具有代謝排毒的功能。如果肝臟有病，當外界病毒侵入時，肝臟就無法完全解毒，那樣就會導致肝功能受損。如病情惡化，就會因為毒素無法及時排出而患生他病。

　　人到中年，肝臟的功能日益下降，因此中老年人要注

意肝臟的健康，多吃有益於肝臟的食物。《本草綱目》中也記載了大量有益於肝臟健康的食物。

桑 葚

桑葚性寒，味甘、酸，歸心、肝、腎經，具有補肝益腎、補血滋陰、生津潤燥的功效。中老年人因肝腎陰虧而引發眩暈耳鳴、心悸失眠、鬚髮早白、血虛便秘等病症，都可用桑葚來治療。《本草綱目》中曾記載桑葚：「搗汁飲，解酒中毒。釀酒服，利水氣，消腫。」

桑葚的食用禁忌：忌過量食用；脾虛便溏者和糖尿病患者忌食。

桑葚的常用食療方：

桑葚膏

【材料】鮮桑葚子 300 克，蜂蜜 15 克。

【做法】

❶ 鮮桑葚子洗淨、榨汁、過濾。

❷ 把桑葚汁液放陶瓷鍋內，用火熬濃縮成膏。

❸ 在桑葚膏中加入蜂蜜適量，調勻貯存。

桑葚菠菜粥

【材料】粳米 200 克，菠菜 150 克，桑葚 30 克，鹽或糖適量。

【做法】

❶ 用桑葚、粳米分別洗淨，加足量水煮成稠粥。

❷ 菠菜洗淨，切碎備用。

❸ 把準備好的菠菜加入粥中，再次將粥煮沸關火即可食用，食用時可依據口味加適量鹽或糖。

桑葚桂圓肉糖水

【材料】鮮桑葚子 60 克，桂圓肉 30 克，糖適量。

【做法】將鮮桑葚子、桂圓肉分別洗淨放入湯鍋，加適量水，用中火燉爛，再加適量糖調味即可食用。

桑葚土雞湯

【材料】土雞 1 隻（約 700 克），桑葚子、熟地黃各 30 克，料酒 15 克，紫草、側柏葉各 10 克，丹皮 5 克，蔥 1 段，薑 3 片，鹽適量。

【做法】

❶ 烏雞宰殺後去毛、皮及內臟，洗淨後備用。

❷ 把桑葚子、熟地黃、紫草、側柏葉、丹皮、蔥、薑洗淨，放入烏雞腹腔內，用棉線捆紮封口後放入鍋中，加清水適量文火燉煮至烏骨雞肉熟爛，加適量鹽調味即可。

炒桑葚

【材料】鮮桑葚 300 克，紅糖 50 克，植物油 10 克，薑 8 克。

【做法】

❶ 鮮桑葚洗淨，瀝乾水分；薑榨汁備用。

❷ 不粘鍋燒乾後倒入植物油，小火燒至四成熱時倒入桑葚輕輕翻炒均勻，然後加蓋燜 5 分鐘。

❸ 揭蓋後倒入薑汁、紅糖，繼續翻炒，直至桑葚水分逐漸減少，體積縮小，質地變得黏稠即可。

蔥

蔥是人們生活中必備的調味佐餐佳品，同時還具有中藥的藥用價值，且每個部分都能入藥。蔥莖白味辛，性平，常食能清心明目、輕身，使中老年人肌膚潤澤，精力旺盛，不易衰老；蔥葉利於滋養五臟、益精、聰耳明目、輕身；蔥實味辛，性溫。

中老年人常食能使眼睛明亮，補中氣不足，能溫中益精、養肺、養髮。

《本草綱目》中也曾記載蔥有「歸目益目睛，除肝中邪氣，安中利五臟，殺百藥毒」的功效。

蔥的食用禁忌：發熱者、患狐臭者、體虛多汗者忌多食蔥；蔥忌醃製食用。

蔥常用食療方：

蔥棗湯

【材料】鮮蔥白 35 克，乾紅棗 20 克。

【做法】

❶ 紅棗洗淨，用水泡發；蔥白洗淨切成段。

❷ 紅棗放入湯鍋，加適量清水用文火燒沸後再燉煮 20 分鐘。

❸ 把蔥白段放入紅棗湯中，繼續用文火煎 10 分鐘即可。

蔥燉豬蹄

【材料】豬蹄 500 克，蔥 50 克，鹽適量。

【做法】

❶ 將豬蹄拔毛洗淨，用刀劃口。

❷ 蔥切段，與豬蹄一同放入燉鍋，加適量清水燉煮至熟爛，然後放適量鹽調味即可。

蔥燒海參

【材料】植物油 300 克（實際耗油約 30 克），清湯 250 毫升，水發海參 200 克，蔥 120 克，油菜心 50 克，料酒、濕澱粉各 15 克，醬油 10 克，鹽、味精各適量。

【做法】

❶ 海參洗淨，用開水焯燙至斷生；菜心用沸水燙熟。

❷ 用熟豬油把蔥段炸黃，製成蔥油。

❸ 海參下鍋，加入清湯和醬油、味精、鹽和料酒，略燉片刻後用濕澱粉勾芡澆於海參、菜心上，淋上蔥油即成。

蔥油餅

【材料】350 克麵粉，雞蛋 1 個，植物油 50 克，蔥花 30 克，鹽、胡椒粉各適量。

【做法】

❶ 麵粉慢慢加入開水，打進一個生雞蛋，揉勻。分成 2 個的麵糰各 100 克塗點油，醒半個小時。

❷ 把蔥切成小段，加入 1 茶匙鹽、1 茶匙胡椒粉，燒熱 50 克油，倒入拌勻。

❸ 把麵糰擀成薄片，鋪滿油蔥。

❹ 從下到上捲起，再從右到左盤起來。

❺ 放置 15 分鐘後，輕輕擀成圓餅。

⑥ 燒熱平底鍋，烙到蔥油餅兩面金黃熟透即可。

大蔥炒木耳

【材料】新鮮大蔥、豬裡脊肉各 100 克，乾木耳 50 克，植物油 20 克，水澱粉 15 克，醬油 10 克，生薑 3 片，鹽適量。

【做法】

❶ 乾木耳用水泡發後剪去硬根，洗淨撕成大片備用。

❷ 大蔥斜著切段，裡脊肉切片，薑切片。

❸ 炒鍋燒乾後倒入植物油燒至七成熱，下薑片爆香後把肉倒進鍋裡翻炒至白色。

❹ 木耳下鍋翻炒至出現劈啪聲，然後下蔥段，最後加醬油和鹽調味，出鍋前淋入水澱粉勾薄芡即可。

冬 瓜

冬瓜性微寒，味甘、淡，具有清熱解毒、利水消痰、除煩止渴、祛濕解暑的功效。中醫常用來治療心胸煩熱、小便不利、肺癰咳喘、肝硬化腹水、高血壓等病證。

現代醫學研究發現，冬瓜中富含丙醇二酸，它能有效控制體內的糖類轉化為脂肪，防止體內脂肪堆積，還能把多餘的脂肪消耗掉；而冬瓜瓤中的葫蘆巴鹼能幫助中老年人新陳代謝，抑制糖類轉化為脂肪。以上兩者均可以減輕肝臟對於脂肪代謝的負擔，對防治脂肪肝、高血壓、動脈粥樣硬化、肥胖等中老年常見病都有良好的效果。

冬瓜的食用禁忌：脾胃虛寒、腎虛者忌多食。

冬瓜的常用食療方：

冬瓜菠菜羹

【材料】冬瓜 300 克，菠菜 200 克，羊肉 30 克，植物油 20 克，薑、蔥各 10 克，鹽適量。

【做法】

❶ 將冬瓜去皮、瓤，洗淨切成方塊，菠菜擇好洗淨，切成 4 公分長的段，羊肉切薄片，薑切薄片，蔥切段。

❷ 將炒鍋放火上，倒油燒至七成熱，投入蔥花爆香，然後放羊肉片煸炒至變色。

❸ 加入蔥段、薑片、菠菜、冬瓜塊，翻炒幾下，加鮮湯，煮沸約 10 分鐘，加入鹽、醬油、味精。

❹ 最後倒入濕澱粉汁調勻即成。

冬瓜銀耳羹

【材料】冬瓜 250 克，銀耳 30 克，料酒 5 克，味精、鹽各適量。

【做法】

❶ 將冬瓜去皮、瓤，切成片狀；銀耳水泡發，洗淨。

❷ 鍋放火上加油燒熱，把冬瓜倒入煸炒片刻，加湯、鹽，燒至冬瓜將熟時，加入銀耳、味精、料酒調勻即成。

養胃冬瓜湯

【材料】冬瓜 500 克，火腿 50 克，蔥、薑各 5 克，鹽、胡椒粉各適量。

【做法】

❶ 火腿切片，冬瓜削皮、切塊。

❷ 先將火腿片和蔥、薑一起下鍋水煮半小時，然後再加入冬瓜塊，小火燉煮約 15 分鐘，加入鹽、胡椒粉調味即可。

冬瓜粒雞雜湯

【材料】冬瓜 600 克，雞腸 40 克，植物油 20 克，薑 3 克，鹽適量。

【做法】

❶ 冬瓜去皮，洗淨後切小塊。

❷ 雞雜用清水洗淨，雞腸用剪刀通開，然後用鹽擦，去除黏液，再洗淨後切成與冬瓜等大的小塊。

❸ 燒熱炒鍋，倒入植物油燒至七成熱，下雞雜爆 2 分鐘，然後加入適量清水，待水開後燉煮雞雜 10 分鐘，再下入冬瓜塊煮 10 分鐘，加鹽調味即可。

薏苡仁冬瓜瘦肉湯

【材料】冬瓜 400 克，豬裡脊、薏苡仁各 100 克，麻油、鹽、味精適量。

【做法】

❶ 冬瓜去皮，切片；豬瘦肉切片。

❷ 將豬肉與薏苡仁、冬瓜同放入砂鍋內，加水適量煮湯，湯成後加油、鹽、味精調味。

菊　花

菊花性微寒，味辛、甘、苦，歸肺、肝經，有散風清

熱、平肝明目、養肝血、抗衰老、利五臟、安腸胃、除煩的功效。《本草綱目》中對菊花有過記載：「菊花，昔人謂其能除風熱，益肝補陰，蓋不知其尤多能益金、水二臟也，補水所以制火，益金所以平木，木平則風息，火降則熱除，用治諸風頭目，其旨深微。」中老年人日常用菊花泡水代茶飲，能收到清肝明目、解毒祛火的效果。

菊花的食用禁忌：氣虛胃寒、食少洩瀉者忌食。

菊花的常用食療方：

菊花山楂茶

【材料】菊花、山楂、金銀花各 10 克。

【做法】將菊花、山楂、金銀花一起放入保溫杯中，加沸水沖泡代茶飲用。

菊花粥

【材料】粳米 30 克，菊花 10 克。

【做法】

❶ 菊花、粳米分別洗淨備用。

❷ 把處理好的菊花和粳米一起放入粥鍋，加足量水煮成粥即可。

菊花魚羹

【材料】草魚 500 克，植物油 100 克，瘦火腿 25 克，香菜、菊花 20 克，蔥末、薑末、水澱粉各 15 克，料酒 10 克，白醋 5 克，鹽、味精、胡椒粉、麻油各適量。

【做法】

❶ 將草魚宰殺、刮鱗、去內臟，洗淨後裝入大盤中

上籠用旺火蒸約 1 小時，取出稍涼後，拆去魚骨頭和魚頭。

❷ 菊花摘下花瓣，洗淨，後用淡鹽水浸泡半小時消毒。

❸ 蔥、生薑分別洗淨，切成蔥花、薑末；火腿切成細茸；香菜揀洗乾淨，切成寸段。

❹ 炒鍋燒乾，放植物油燒至五成熱時，下蔥花、薑末爆香，再陸續放入草魚肉、鹽、味精、料酒、白醋和適量清水。湯沸騰後放入菊花，用水澱粉勾芡，下火腿茸、麻油攪勻後，裝入碗中，撒上胡椒粉、香菜即可。

菊花枸杞粥

【材料】粳米 200 克，瘦豬肉末 50 克，乾枸杞子 20 克，豆豉汁 15 克，菊花 10 克，精鹽、味精、麻油各適量。

【做法】

❶ 將枸杞子揀洗乾淨備用。

❷ 粳米淘洗乾淨，放入砂鍋並加適量清水，用小火煮至米粒開花。

❸ 在煮好的粥中加入豬肉末、豆豉汁、枸杞子、菊花、精鹽、味精、麻油，煮至豬肉末熟透便可食用。

第十六章

《本草綱目》
中的養脾秘方

脾胃對人體的重要性

人體氣血來源於脾胃運化的水穀精微。氣血充足，則面色紅潤，肌肉豐滿堅實，肌膚和毛髮光亮潤澤，外邪不易侵犯，身體不易發病，容光煥發，身體矯健，自然也就健康長壽。

反之，脾胃運化失常，氣血化源不足，則會出現面色萎黃，肌肉萎縮，肌膚毛髮枯萎無光澤，外邪極易入侵，體內易發疾病。

人一到中老年階段，脾胃功能就會日漸衰退，中醫學認為，脾是氣化升降的樞紐、氣血化生之源。因此中老年朋友應十分注意對脾胃的保養，養生重在養脾。

脾為後天之本，李時珍十分重視脾的作用，提出「脾為元氣之母」的觀點，並且《本草綱目》中也對此觀點有大量論述：「土為元氣之母，母氣既和，津液相成，神乃自生，久視耐老……土者萬物之母，母得其養，則水火既濟，木金交合，百諸邪自去，百病不生矣。」他又說：「人之水穀入於胃，受中焦濕熱燻蒸，游益精氣，日化為紅，散佈臟腑經絡，是為營血，此造化自然之微妙也。」

李時珍認為，人體之元氣與脾胃功能的盛衰有著非常密切的聯繫。脾胃功能強弱，決定機體的盛衰；機體正氣的盛衰，又決定機體是否患病。只有合理膳食，脾胃運化有利，才能化生精微，而充養形體氣血、臟腑筋脈、四肢百骸。

脾在五臟整體協調關係中還起到一定樞紐作用。李時珍說：「脾者黃宮，所以交媾水火，會合木金者也。」滋養濡潤五臟的氣血津液皆有賴於脾胃的化生和輸布，五臟在生理上密切聯繫且以脾為中心。脾氣機的升降正常，則心腎相交，肺肝調和，陰陽平衡，「土氣得會，清氣上行，天氣明爽」。如果脾胃運化失常，如「飢飽勞役，內傷元氣，清陽陷遏，不能上升」，嚴重時身體功能就會失衡，出現其他疾病。正因如此，中醫經常強調脾胃的調養與補益，古代就有醫家提出：「補腎不如補脾。」對於脾胃虛弱的患者或中老年人，都主張運用「益氣」或「補中」的辦法來加強後天功能。

蓮　藕

蓮藕性微寒，味甘，有補益十二經脈氣血、補中養神、交心腎、厚腸胃、固精氣、強筋骨、補虛損、利耳目、除濕寒、止脾洩久痢等功效。《本草綱目》稱其為「靈根」，經常食用能「令人心歡」。中老年人經常食用，可以收到輕身、耐老、延年益壽的功效。

蓮藕的食用禁忌：平素脾胃虛寒之人忌食生藕；糖尿病患者生、熟藕皆應忌食。

蓮藕的常用食療方：

銀耳藕粉湯

【材料】銀耳 25 克，藕粉 10 克，冰糖適量。

【做法】將銀耳泡發後加適量冰糖燉爛，入藕粉沖服。

藕粉粥

【材料】藕粉 25 克，白米 25 克，白糖適量。

【做法】❶白米洗淨，加適量水蒸成米飯。

❷ 藕粉用沸水沖調成糊狀，將熟飯放入藕粉調勻，加糖食用即可。

糯米糖藕

【材料】鮮蓮藕 500 克，糯米 100 克，白糖 50 克，糖桂花、冰糖各適量。

【做法】

❶ 將藕內外洗淨去皮，切下藕頭留做蓋用，糯米洗淨瀝乾。

❷ 從切口處往藕孔裡灌糯米，灌滿後用牙籤與藕頭連接上。

❸ 把灌好米的藕放在鍋內清水中，水要浸過藕，大火燒沸後轉小火燒 3 小時左右加入白糖，燒至色澤發亮，即可冷卻後切片裝盤。

❹ 另將鍋內放少量清水，放入冰糖熬化，加入糖桂花即可澆在藕上。

蓮藕山楂糕

【材料】鮮蓮藕 500 克，山楂糕 150 克，桂花醬 25

克，白糖適量。

【做法】

❶ 將鮮蓮藕去皮，放入水中煮熟，撈出晾涼。

❷ 山楂糕用刀壓成泥，加桂花醬、白糖拌勻，灌入蓮藕孔內切片，裝盤即成。

酥炸藕丸

【材料】蓮藕 500 克，米粉 150 克，薑末 15 克，鹽適量。

【做法】

❶ 蓮藕 500 克，儘量選擇脆嫩一些的藕，但又不要像新藕那樣過於嫩，刨去外皮清洗乾淨。

❷ 用工具將藕擦成泥或者用攪拌機攪打成泥。

❸ 將藕泥用紗布包裹後稍稍擰乾，不用擰得太乾，保存約 30% 的水分即可。

❹ 將生薑切成細末，如果用攪拌機打藕泥，則可以將生薑放入一同攪打成泥，這樣口感更細。

❺ 將薑末和半勺鹽加入藕泥中，用小勺拌勻。

❻ 掌心抹油，將藕泥捏成大小一致的丸子。

❼ 油六成熱時下鍋，中火炸至表皮金黃，撈出濾乾油分即可。

糯　米

糯米性溫，味甘，具有補中益氣、健脾養胃、止虛汗的功效。《本草綱目》中曾有記載：「糯米，暖脾胃，止虛寒洩痢，縮小收白汗。」現代營養學研究發現糯米中富

含蛋白質、脂肪、糖類、鈣、磷、鐵、維生素 B_1、維生素 B_2、煙酸及澱粉等多種物質，營養豐富，為溫補強壯食品，尤其適合脾胃虛寒、消化功能較弱的中老年人食用。

糯米的食用禁忌：忌一次食用過多；咳嗽痰多、發熱、感冒、氣管炎患者忌食。

糯米的常用食療方：

小麥糯米飯

【材料】小麥和糯米各 50 克。

【做法】將小麥和糯米洗淨後，加適量清水一起燜煮成飯即可。

糯米蘿蔔粥

【材料】白蘿蔔、糯米各 100 克，白糖 50 克，白果 10 克。

【做法】

❶ 蘿蔔洗淨切絲，用沸水焯至斷生備用。

❷ 白果剝去硬殼後洗淨；糯米淘洗乾淨備用。

❸ 將白果與糯米同煮，待米開花時倒入白糖文火再煮 10 分鐘關火。

❹ 白果糯米粥煮好後，拌入蘿蔔絲攪勻即可食用。

大　棗

大棗性平，味甘，有健脾益氣的功效。《本草綱目》也記載：「棗為脾之果，脾病宜食之。」這種食物對治療中老年人身體虛弱、四肢沉重乏力等症狀非常有效，古代

醫家認為大棗「常食之能輕身延年」。

大棗的食用禁忌：脾胃蘊濕的中老年人忌食大棗；黃瓜、蘿蔔、動物肝臟忌與大棗同食。

大棗常用食療方：

山藥大棗蓮子粥

【材料】大米 100 克，乾大棗 15 克，山藥 10 克，蓮子 10 克。

【做法】將大棗、山藥及蓮子洗淨，與淘洗乾淨的大米一同下鍋，加足量水煮成粥即可。

雞肉大棗湯

【材料】雞肉 200 克，乾大棗 20 克，杏仁、白果仁、核桃仁各 10 克，鹽適量。

【做法】

❶ 將雞肉洗淨切小塊。

❷ 將所有配料洗淨，和雞塊一起下入湯鍋，用文火燉煮 1 小時，關火前加鹽調味即可。

紅棗山藥排骨湯

【材料】豬肋排 500 克，鐵棍山藥 100 克，乾紅棗 30 克，枸杞 10 克，蔥 1 段，薑 3 片，鹽、雞精各適量。

【做法】

❶ 排骨剁小塊洗淨，山藥去皮切滾刀塊。

❷ 排骨和山藥分別過水撈出。

❸ 鍋中放清水燒開後放入排骨、蔥段、薑片煮 30 分鐘，然後加入枸杞、山藥、小棗、鹽、雞精、調

味，再煮 10 分鐘即可。

棗泥山藥糕

【材料】山藥 500 克，乾紅棗 300 克，砂糖 120 克，乾澱粉 20 克。

【做法】

❶ 紅棗用開水泡軟洗淨去核。

❷ 山藥洗淨去皮切段，把去核紅棗和去皮山藥放鍋內蒸 1 小時。

❸ 蒸好的紅棗趁熱撒上砂糖，並用勺子壓碎拌勻，然後過篩成棗泥。

❹ 蒸好的山藥碾壓成泥，然後團成團，用乾澱粉沾上表面，壓成餅，放入棗泥包好即可。

蜂蜜大棗茶

【材料】大棗、蜂蜜各 500 克。

【做法】

❶ 大棗洗淨去掉棗核，上籠蒸熟。

❷ 把蒸好的大棗肉趁熱碾壓成泥。

❸ 棗泥晾涼後加入蜂蜜攪拌均勻，裝入密封罐貯藏，隨用隨取即可。

鰱　魚

鰱魚性溫，味甘，入脾、胃經，具有溫中益氣、健脾暖胃、澤膚、烏髮、養顏等功效。《本草綱目》說其「溫中益氣」。日常食用鰱魚，對中老年人健脾養生、尤其是冬季養生非常有效。

鱸魚的食用禁忌：脾胃蘊熱者忌食；患有瘙癢性皮膚病、蕁麻疹、癬病者忌食。

鱸魚常用食療方：

絲瓜鮮鱸魚

【材料】鱸魚 500 克，絲瓜 200 克，料酒 20 克，生薑 3 片，鹽適量。

【做法】

❶ 鱸魚宰殺、刮鱗後去內臟，洗淨切成小塊。

❷ 將絲瓜去皮、洗淨、切成段。

❸ 把鱸魚與絲瓜一起放入鍋中，加適量的生薑和鹽，先用旺火煮沸，後改用文火慢燉至魚熟即可。

川芎白芷燉鱸魚頭

【材料】鱸魚頭 200 克，料酒 15 克，川芎、白芷各 9 克，蔥 1 段，薑 3 片，鹽適量。

【做法】

❶ 川芎和白芷洗淨，切片備用。

❷ 魚頭洗淨，加入蔥、薑及處理好的川芎和白芷，加適量清水，隔水蒸熟，關火後加適量鹽調味即可。

水煮鮮鱸魚

【材料】鱸魚 800 克，植物油 100 克，蔥 50 克，乾澱粉 20 克，豆瓣醬、老抽、油酥辣椒、薑、蒜各 15 克，乾紅辣椒、花椒、白糖各 10 克，鹽、味精各適量。

【做法】

❶ 鰱魚宰殺、去鱗後去除內臟，洗淨後用澱粉、鹽醃漬入味。

❷ 薑、蒜切片，乾辣椒切段，蔥切絲備用。

❸ 鍋內放油燒至八分熱，放入薑片、蒜片、豆瓣醬、老抽、白糖小火慢炒，炒至呈亮色後加入500毫升清水。

❹ 湯燒沸後改中火熬幾分鐘，然後倒入魚塊，煮7~8分鐘。

❺ 然後加入辣椒、花椒、味精和蔥絲，拌勻起鍋即可。

蒲菜燜煎魚

【材料】鰱魚 1200 克，高湯 1000 克，沙拉油 100 克，蒲菜 100 克，麵粉 50 克，香醋 45 克，香油 30 克，蒜瓣、料酒各 20 克，蔥段、薑片各 10 克，花椒、乾辣椒、老抽各 5 克，鹽、味精、雞粉各 3 克，黑胡椒粒、八角各適量。

【做法】

❶ 花鰱宰殺，去鱗、鰓，從腹部入刀取出內臟，洗淨，切成長 5 公分、寬 3 公分、厚 1 公分的大塊，用 2 克鹽、10 克料酒醃漬 20 分鐘；蒲菜洗淨，切成長 4 公分的段。

❷ 將醃漬好的魚塊拍上麵粉，放入燒至五成熱的沙拉油中小火煎 3 分鐘，將魚塊翻過來再用小火煎 3 分鐘，出鍋備用。

❸ 待鍋內油溫燒至七成熱時下八角、花椒、乾辣

椒、薑片、蔥段、蒜瓣，中火煸炒出香味，烹入
水醋、10 克料酒後放入高湯、魚塊，加蓋用大火
燒開後放入黑胡椒粒、6 克鹽、老抽、味精、雞
粉調味，最後放入蒲菜段小火煮 5 分鐘，淋香油
出鍋即可。

鱸　魚

　　鱸魚性平，味甘，有益脾胃、補肝腎的功效。《本草
綱目》認為鱸魚「補五臟，益筋骨，和腸胃，治水氣，多
食宜人」。《本草衍義》也認為它能夠「益肝腎，脾胃虛
弱者可常食之」。由此可見，食用鱸魚可以起到補養五
臟，強健筋骨，養護腸胃的效用。

　　對於脾胃虛弱的中老年人來說，鱸魚不僅是絕佳的美
味，還是醫藥養生保健的良藥。

　　鱸魚的食用禁忌：忌一次食用過多。

鱸魚常用食療方：

鱸魚健脾湯
【材料】鱸魚 500 克，白朮 20 克，陳皮 5 克，蔥 1
段，薑 3 片，胡椒粉、鹽各適量。

【做法】

❶ 將鱸魚刮鱗、去內臟、洗淨。

❷ 將鱸魚與白朮、陳皮加蔥段、生薑、鹽、胡椒放
　　入鍋內，加水大火煮 40 分鐘後，再用小火燉 15
　　分鐘即可。

黃蓍燉鱸魚

【材料】鱸魚 500 克，黃蓍 60 克，蔥 1 段，薑 3 片，鹽適量。

【做法】

❶ 將鱸魚刮鱗、去內臟、洗淨。

❷ 將鱸魚與黃蓍、蔥段、薑片一同放入砂鍋內，加鹽少許，燉熟即可。

清蒸砂仁鱸魚

【材料】鱸魚 250 克，料酒 15 克，砂仁 6 克，生薑 3 片，蔥 1 段，鹽適量。

【做法】

❶ 將鱸魚刮鱗、去內臟、洗淨。

❷ 將砂仁搗碎，生薑切成細粒，裝入魚腹，放碗中，加水和食鹽少許，置鍋內蒸熟即可。食肉飲湯。

薺菜鱸魚羹

【材料】鱸魚 500 克，薺菜 150 克，冬筍 100 克，乾香菇 50 克，沙拉油 30 克，鮮玉米粒 25 克，料酒 15 克，鹽適量。

【做法】

❶ 將鱸魚宰殺、刮鱗、去內臟後洗淨，剔骨留淨肉並切成薄片，放入碗內，加料酒、適量鹽和澱粉拌勻備用。

❷ 薺菜洗淨後切碎，用沙拉油略微煸炒，盛入碗內備用。

❸ 冬筍洗淨，用沸水汆燙後切成小丁。

④ 香菇泡發回軟，去蒂，洗淨，也切成丁。

⑤ 湯鍋內加入適量冷水燒沸，放入香菇丁略煮。

⑥ 在煮好香菇丁的湯鍋中倒入拌好的魚片，輕輕攪開，再加入薺菜末、冬筍丁，待湯沸後用濕澱粉勾稀芡，加鹽調味即可。

江東燉鱸魚

【材料】鱸魚 500 克，鮮香菇 100 克，料酒 15 克，薑 3 片，大蔥 1 段，味精、鹽各適量。

【做法】

❶ 將鱸魚宰殺，去鱗、鰓，從鰓處掏出內臟洗淨，在魚身兩面打上花刀備用。

❷ 薑切細絲，蔥切段。

❸ 香菇洗淨切成片。

❹ 魚裝入湯盤，香菇與薑絲均勻碼在魚身上，蔥段放在魚的頭尾兩處，加水、料酒、精鹽、味精，上大鍋用大火蒸 10 分鐘取出，揀去蔥段即可。

蠶 豆

蠶豆性平，味甘，具有益胃、利濕消腫、止血解毒的功效。《本草綱目》則認為蠶豆能「快胃，和臟腑」。現代藥理學研究發現，蠶豆中所含有效藥用成分還有延緩動脈硬化、促進腸蠕動的作用，對中老年人常見的高膽固醇、便秘等疾病都有很好的防治作用。

蠶豆的食用禁忌：發生過蠶豆過敏者忌食；患有痔瘡出血、消化不良、慢性結腸炎、尿毒症和遺傳性血紅細胞

缺陷症者都應忌食。

蠶豆常用食療方：

清炒蠶豆

【材料】鮮蠶豆 500 克，植物油 40 克，蔥花 10 克，糖、鹽、味精各適量。

【做法】

❶ 炒鍋倒入植物油燒至八成熱，下蔥花爆香，然後將蠶豆下鍋充分翻炒。

❷ 充分翻炒蠶豆後，加適量水燜煮，當蠶豆表皮裂開後加糖、鹽和味精調味即可。

蠶豆素蝦仁

【材料】蠶豆 300 克，糯米粉 100 克，雞蛋清 50 克，植物油 25 克，濕澱粉 15 克，料酒、香油、白糖各 10 克，薑末 5 克，鹽、胡椒粉、雞精適量。

【做法】

❶ 將蠶豆去皮放入熱油中待熟撈出。

❷ 薑洗淨切末待用。

❸ 取足夠大的盆，放入雞蛋清、糯米粉、胡椒粉、雞精，拌勻搓成小細條再捏成蝦仁狀，用開水燙熟撈出，放入涼開水中待用。

❹ 鍋燒熱後倒入植物油燒至四成熱，下薑末爆香，然後加入料酒、蠶豆、鹽、白糖、胡椒粉和適量清水。

❺ 待鍋開後放入蝦仁，用濕澱粉勾薄芡，淋入香

油，炒勻裝盤即可。

蠶豆鯽魚粥

【材料】鯽魚 150 克，蠶豆 90 克，茯苓、大米各 30
克，植物油 15 克，蒜末、薑末各 10 克，鹽適量。

【做法】

1.將鯽魚宰殺後去鱗、鰓及內臟，洗淨。

2.處理好的鯽魚煎至兩面金黃後，剷除瀝乾油備用。

3.蠶豆、茯苓、生薑、大米分別洗淨。

4.把處理好的所有材料一齊放入粥鍋，加足量清水，
武火煮沸後，文火煮 1 小時，再放入蒜末煮 10 分鐘，調
味即可。

豆　腐

　　豆腐性涼，味甘，《本草綱目》記載它有「寬中益氣，
和脾胃，消脹滿，下大腸濁氣，清熱散血」的功效。現代
中醫認為豆腐可以補中益氣、清熱潤燥、生津止渴、清潔
腸胃，適於熱性體質，且有口臭、口渴、脾胃虛火熱盛的
中老年人作為日常調理性食物食用。現代營養學研究證
實，豆腐不含膽固醇，是高血壓、高血脂、高膽固醇症及
動脈硬化、冠心病患者的藥膳佳餚；還含有豐富的植物雌
激素，對防治骨質疏鬆症有良好的作用。而以上這些疾
病，都是現代中老年人的常見疾病。

　　豆腐的食用禁忌：脾胃虛寒、經常腹瀉便溏者、血尿
酸濃度增高的患者和嘌呤代謝失常的痛風患者應忌食豆
腐。

豆腐常用食療方：

草菇豆腐湯

【材料】豆腐 150 克，油豆腐 100 克，新鮮草菇 30 克，濃縮高湯料 20 克，水澱粉 10 克，鹽、糖各適量。

【做法】

❶ 豆腐與油豆腐都切成 2 公分見方的小塊。

❷ 鍋中加水，待沸後加入湯料、豆腐、草菇和糖，中火煮 10 分鐘後加水澱粉漿勾芡，再加鹽調味即可。

豆腐粥

【材料】大米 100 克，豆腐 150 克，鹽或糖適量。

【做法】

❶ 豆腐切成細條。

❷ 大米淘淨，放入鍋中，加清水適量煮沸，然後下豆腐和適量鹽，煮至粥熟即成。

東坡豆腐

【材料】豆腐 500 克，豬肉絲 200 克，彩椒絲 50 克，料酒 20 克，雞蛋 10 克，澱粉、生抽、鹽、雞精、胡椒粉各適量。

【做法】

❶ 豆腐切薄片，雞蛋打散放入澱粉調勻，把豆腐放入雞蛋液中滾上雞蛋液。

❷ 鍋中放油燒熱，把裹上雞蛋液的豆腐放入鍋中，煎至兩面金黃，把煎好的豆腐放入盤中。

❸ 鍋中放入少量油，下豬肉絲炒至變色後烹入料
酒，下彩椒絲，放雞精、鹽和胡椒粉。

❹ 把炒好的彩椒豬肉絲鋪在煎好的豆腐上即可。

胡蘿蔔

胡蘿蔔名稱的由來，源自《本草綱目》中記載：「元
時始自胡地來，氣味微似蘿蔔，故名。」

中醫認為胡蘿蔔味甘，性平，有健脾和胃、補肝明
目、清熱解毒、壯陽補腎、降氣止咳等功效，適合有腸胃
不適、便秘、性功能低下等症狀的中老年人作為日常調
理、保健食物食用。

此外，現代營養學研究發現胡蘿蔔含有降糖物質，是
糖尿病患者的良好食品，其所含的某些成分，如槲皮素、
山柰酚能增加冠狀動脈血流量，降低血脂，促進腎上腺素
的合成，還有降壓、強心作用，是高血壓、冠心病患者的
食療佳品。

胡蘿蔔的食用禁忌：脾胃虛寒者忌生食胡蘿蔔。

胡蘿蔔常用食療方：

橙子胡蘿蔔汁

【材料】新鮮胡蘿蔔 150 克，鮮橙子 100 克，糖或蜂
蜜適量。

【做法】

❶ 將橙子去皮，胡蘿蔔擦洗乾淨。

❷ 胡蘿蔔切成小塊，和橙子一起放入榨汁機榨成蔬果

汁，飲用時依口味加入適量蜂蜜或糖調味即可。

胡蘿蔔燉羊肉

【材料】胡蘿蔔 300 克，羊肉 180 克，料酒 20 克，蔥末、薑末、蒜末各 15 克，糖、鹽、香油各適量。

【做法】

❶ 胡蘿蔔與羊肉洗淨瀝乾，並將胡蘿蔔及羊肉切塊備用。

❷ 將羊肉放入開水汆燙，撈起瀝乾。

❸ 起油鍋，放入 5 大匙色拉油，將羊肉放入大火快炒至顏色轉白。

❹ 將胡蘿蔔、水及其他調味料（除香油外）一起放入鍋內，用大火煮開。

❺ 改小火煮約 1 小時後熄火，加入香油即可起鍋。

胡蘿蔔洋蔥雞腿湯

【材料】雞腿 500 克，胡蘿蔔、洋蔥各 100 克，陳皮 10 克，薑 3 片，蔥 1 段，鹽、胡椒粉各適量。

【做法】

❶ 雞腿洗淨剝去雞皮，剁成塊狀，胡蘿蔔洗淨切滾刀塊，洋蔥切大塊備用。

❷ 將雞塊兒用沸水焯至斷生。

❸ 鍋中放入溫水、薑、蔥、陳皮煮開。

❹ 將雞腿塊、胡蘿蔔塊入鍋武火燒開，文火燉 20 分鐘。

❺ 放入蔥頭、胡椒粉煮 5 分鐘，加鹽調味後再煮 15 分鐘即可。

胡蘿蔔粥

【材料】胡蘿蔔 100 克，大米 50 克，豬油 10 克。

【做法】

❶ 取新鮮胡蘿蔔洗淨，切成碎粒，與淘洗好的粳米
一道入鍋加水煮粥。

❷ 粥快熟時加入豬油，再煮 5~10 分鐘即可。

南　瓜

　　南瓜性溫，味甘，入脾、胃二經，具有補中益氣、消
炎止痛、化痰排膿、解毒殺蟲、生肝氣、益肝血等作用。
《本草綱目》記載，南瓜與靈芝同食有補中益氣、益心調
肺、補益精氣的作用，非常適合中老年人作為日常保健食
物食用。現代營養學研究發現，南瓜所含果膠可以保護胃
腸道黏膜，免受粗糙食品刺激，促進潰瘍癒合，適宜於患
有胃病的中老年人食用；南瓜所含成分能促進膽汁分泌，
加強胃腸蠕動，幫助食物消化，對於消化功能減退的中老
年人尤為適宜。

　　南瓜的食用禁忌：胃熱及氣滯胃脹者忌食南瓜。

南瓜常用食療方：

南瓜牛肉湯

【材料】南瓜 500 克，牛肉 250 克，生抽 20 克，料
酒 15 克，鹽適量。

【做法】

❶ 南瓜去皮、去瓤、洗淨，切成 3 公分左右的方塊

待用。

❷ 牛肉去筋膜，洗淨切成 2 公分左右的方塊，放入
沸水中焯變色後撈出，洗去血沫待用。

❸ 在砂鍋內放入 1000 毫升清水，用大火煮開後放入
牛肉和南瓜，煮沸後轉小火煲約 2 小時，用鹽調
味即可。

金黃南瓜羹

【材料】南瓜 500 克，牛奶 300 克，洋蔥、植物油各
20 克，銀耳、枸杞各 10 克，鹽、胡椒粉各適量。

【做法】

❶ 南瓜削去表皮，挖出內瓤，切成片；洋蔥剝去外
皮，切成碎粒。

❷ 炒鍋燒乾，倒入植物油加熱至七成熱後，先將洋
蔥粒炒出香味，再放入南瓜翻炒 3 分鐘，等南瓜
表面略變色後倒入清水用大火燒沸，再改小火煮
10 分鐘。

❸ 待南瓜已經完全熟透、軟糯後，將牛奶、枸杞、
鹽和白胡椒粉調入，用小火慢煮 5 分鐘。

❹ 煮好後靜置 5 分鐘，待南瓜羹稍晾涼，再倒入攪
拌機中，攪打成濃湯羹即可。

枸杞南瓜粥

【材料】南瓜 300 克，大米 100 克，枸杞、銀耳各 10
克。

【做法】

❶ 南瓜去皮和瓤，切成小塊。

❷ 銀耳提前泡發，洗淨，撕成小碎片。

❸ 大米淘洗乾淨，枸杞淘洗乾淨。

❹ 將所有原料和輔料一起裝入粥鍋，加足量清水熬
　煮成粥即可。

南瓜豬肝湯

【材料】南瓜、豬肝各 250 克，鹽、味精、麻油各適
量。

【做法】

❶ 先將南瓜去皮、瓤，洗淨切塊；豬肝洗淨切片。

❷ 將準備好的材料一起放入鍋中，加 1000 毫升清
　水，煮至瓜爛肉熟，再加入鹽、味精、麻油即可。

蛋黃焗南瓜

【材料】南瓜 500 克，鹹蛋黃 150 克，乾澱粉 100
克，白糖 50 克，鹽適量。

【做法】

❶ 南瓜洗乾淨後去掉皮和籽，切成細條。

❷ 切好的南瓜用鹽拌勻，醃製 20 分鐘。

❸ 鹹鴨蛋取出蛋黃，用小勺壓碎備用。

❹ 醃好的南瓜控乾水分，放入乾澱粉充分拌勻。

❺ 鍋中放油燒至五成熱，放入南瓜條慢火炸至顏色
　變成淺黃，變硬後撈出瀝乾油。

❻ 另起鍋，鍋中留少許的底油，放入壓碎的鹹蛋
　黃，小火慢炒至出現泡沫。

❼ 往炒出泡沫的鹹蛋黃中倒入炸好的南瓜條，調入
　適量鹽和白糖，翻炒均勻即可。

小　米

小米性微寒，味鹹，有益氣、補脾、和胃、安眠的功效。《本草綱目》記載小米可以「治反胃熱痢，煮粥食，益丹田，補虛損，開腸胃」。

現代營養學研究證明，小米脂肪中的維生素 E 含量較高，有益於促進中老年人內分泌活動；長期攝取這種小米脂肪，還可降低血中膽固醇並軟化動脈血管，是動脈硬化症、冠心病、高血壓、脂肪肝、肥胖症患者和中老人的理想食物。

小米的食用禁忌：

忌與杏仁同食，否則會引起嘔吐、洩瀉。

小米常用食療方：

小米紅糖粥

【材料】小米 100 克，紅糖適量。

【做法】小米洗淨後放入砂鍋，加適量水煮成粥，食用時加適量紅糖調味即可。

小米南瓜蒸肉

【材料】帶皮五花肉 500 克，小米、南瓜各 300 克，豆瓣醬 50 克，紅椒 30 克，米酒 20 克，香蔥 15 克，薑末、八角各 10 克，胡椒粉、鹽各適量。

【做法】

❶ 用熱水泡小米幾分鐘至泡軟（關鍵），控乾水分。

❷ 南瓜切半公分厚的片，五花肉切銅板厚的片。

❸ 將切好的肉片加入米酒、蔥、糖、生抽、薑末、胡椒粉、豆瓣醬、八角、少許鹽和水，醃製幾分鐘。

❹ 醃好的肉黏上米，一片肉一片南瓜碼放好。

❺ 放入蒸鍋用大火燒 15 分鐘即可。切香蔥末、紅辣椒圈，擺在菜上。

小米芝麻糊

【材料】小米 500 克，芝麻 180 克，白糖適量。

【做法】

❶ 小米磨麵後炒黃，芝麻炒黃打碎。

❷ 每次取小米麵 30 克、芝麻 10 克，白糖酌量，沸水沖泡成糊即可。

玉　米

玉米性平，味甘，有調中健胃、利尿的功效。《本草綱目》對其療效方面的記載為「和中開胃」。可見，玉米對於消化功能逐漸衰退的中老年人，有很好的調理功能。

現代醫學研究證實，玉米除調理脾胃之外，還有降血脂的作用，可以有效幫助中老年人預防高血壓和心臟病。

營養學研究發現，玉米中含有核黃素、維生素等營養物質，食用玉米可以防癌，加速致癌物質和其他毒物的排出，還可延緩衰老、降低血清膽固醇、防止皮膚病變等，對預防動脈硬化和腦功能衰退有一定作用。

玉米的食用禁忌：

發霉玉米食用易致癌，故應忌食。

玉米常用食療方：

雞蛋玉米羹

【材料】玉米 160 克，牛奶 100 克，鮮蘑菇 40 克，雞蛋 30 克，鮮豌豆 15 克，水澱粉 10 克，鹽適量。

【做法】

❶ 鮮豌豆洗淨後煮熟備用。

❷ 湯鍋中倒入 300 毫升清水煮沸，然後倒入豌豆、蘑菇、冬筍，稍燴後加水，倒入玉米、雞蛋、牛奶和鹽，開鍋後加入澱粉勾芡即可。

金沙玉米

【材料】玉米粒 300 克，乾澱粉 100 克，鹹蛋黃 90 克，植物油 30 克，料酒 10 克。

【做法】

❶ 在鹹蛋黃中加入料酒，上火蒸熟後晾涼，之後用勺子碾成細末備用。

❷ 將乾澱粉和玉米粒攪拌均勻後，篩掉多餘的澱粉備用。

❸ 鍋中倒入植物油，燒至七成熱時放入玉米粒炸至金黃，撈出瀝乾油。

❹ 鍋中留底油燒至六成熱，倒入鹹蛋黃末炒勻，然後下入炸好的玉米粒炒勻即可。

山藥玉米粥

【材料】山藥 250 克，玉米渣 150 克，蜂蜜 50 克。

【做法】

❶ 將山藥去皮，洗淨，切成塊。

❷ 玉米渣洗淨，放入粥鍋加足量清水熬至五成熟，然後下入山藥塊，再煮至粥熟，放入蜂蜜調味即可。

栗　子

栗子性溫，味甘平，入脾、胃、腎經，具有養胃健脾、補腎強筋、活血止血的功效。《本草綱目》中記載其功效為：「栗治腎虛，腰腿無力，能通腎益氣，厚腸胃也。」

現代營養學研究發現，栗子中不僅含有豐富的蛋白質、脂肪、B 群維生素以及礦物質等多種營養成分，可有效地預防和治療中老年人高血壓、冠心病、動脈硬化等心血管疾病，有益於人體健康；而其中豐富的維生素 C 能夠維持牙齒、骨骼、血管肌肉的正常功用，可以預防和治療骨質疏鬆、腰腿痠軟、筋骨疼痛、乏力等，延緩人體衰老，是中老年人理想的保健食品。

栗子的食用禁忌：脾胃虛弱者忌食栗子；風濕病患者忌食栗子；黴變的鮮栗子應忌食。

栗子常用食療方：

板栗燒雞

【材料】帶骨雞肉 750 克，板栗肉 150 克，植物油 30 克，料酒、醬油各 20 克，蔥 1 段，薑 3 片，鹽適量。

【做法】

❶ 雞肉剔骨後切成長、寬各約 3 公分的方塊，板栗肉洗淨瀝乾水分。

❷ 炒鍋燒乾，倒入植物油燒至六成熟，倒入板栗肉炸成金黃色撈出備用。

❸ 鍋內留底油燒至八成熟，下雞塊煸炒至水乾時烹入料酒，然後倒入適量溫水，加入薑片、鹽、醬油加蓋燜至雞肉八分熟時倒入板栗，繼續煨至軟爛收湯。

❹ 在收湯的鍋中放入味精、蔥段，灑上胡椒粉，待煮滾後關火即可。

栗子燒白菜

【材料】大白菜 500 克，生栗子 300 克，花生油 20 克，濕澱粉 15 克，白糖、鹽各適量。

【做法】

❶ 栗子煮至半熟，撈出，剝去外殼，對半切開。

❷ 大白菜洗淨，切長條塊。

❸ 鍋內放入花生油燒至六成熟，下栗子略炸後，撈出瀝油。

❹ 鍋內留底油燒至七成熟，下白菜略炒後放入栗子。

❺ 加入清水、鹽、白糖，用旺火燒沸，再改用小火燉至熟透，然後用濕澱粉勾芡，起鍋裝盤即成。

板栗糖糕

【材料】糯米粉 500 克，栗子 200 克，白糖 50 克，

瓜子仁、松仁各 10 克。

【做法】

❶ 將栗子去殼，用水煮至軟爛，撈出後加糯米粉和白糖揉勻成栗子泥。

❷ 把處理好的栗子泥放入熱屜中旺火蒸熟，出屜時撒上瓜子仁、松仁即可。

栗子糊

【材料】栗子粉 500 克，白糖適量。

【做法】

❶ 將栗子去皮殼，晾乾磨粉。

❷ 取適量栗子粉加清水煮熟為糊，調入白糖即可。

栗子羊羹

【材料】紅小豆、白糖各 1000 克，羊肉 500 克，栗子 250 克，瓊脂 40 克。

【做法】

❶ 栗子洗淨，略煮後去掉外皮，然後放入鍋內煮熟。

❷ 紅小豆以水浸泡後煮爛，搓去豆皮過篩，再用紗布濾去水分，製成紅豆沙。

❸ 將清水燒沸，加瓊脂煮化，再加白糖，煮沸後濾去渣並放入豆沙攪勻成黏稠的紅豆沙。

❹ 先往方盤中倒入一半豆沙，再鋪上煮好的栗子，把另一半豆沙倒在栗子上面，待凝固後，切成小長方塊即可。

牛　肉

　　牛肉性平，味甘，有補中益氣、滋養脾胃、強健筋骨、化痰息風、止渴止涎的功效。適用於中氣下陷、氣短體虛，筋骨痠軟和貧血久病及面黃目眩之中老年人食用。《本草綱目》則認為牛肉能「安中益氣、養脾胃、補虛壯健、強筋骨、消水腫、除濕氣」。

　　現代營養學研究認為，牛肉含有豐富的蛋白質，其氨基酸組成比豬肉更接近人體需要，能提高機體抗病能力，對手術後及病後調養的中老年人在補充失血和修復組織等方面特別適宜。

　　牛肉的食用禁忌：內熱盛者應忌食牛肉；服用氨茶鹼時忌食牛肉；忌與栗子、紅糖、醃菜、田螺、橄欖同食。

牛肉常用食療方：

乾香牛肉

【材料】牛肉 500 克，植物油 200 克，香油、醪糟汁各 25 克，薑粉、白糖、精鹽各 15 克，五香粉、花椒粉、辣椒粉各 5 克。

【做法】

❶ 牛肉洗淨後擦乾去水分，剔去筋膜，切成長條備用。

❷ 將切好的牛肉條用醪糟汁、薑粉、白糖、精鹽、五香粉、花椒粉、辣椒粉拌勻，醃漬 48 小時，取出後切成 8 公分長的短肉條。

❸ 炒鍋洗淨置火上燒乾，倒入植物油燒至三成熱時下入牛肉條，文火慢慢煎炸，直至肉中水分炸乾即可。

溫中開胃牛肉脯

【材料】牛肉 500 克，蓽撥、橘皮、草果、高良薑、生薑各 6 克，胡椒粒、砂仁各 3 克，薑 3 片，蔥 1 段，鹽適量。

【做法】

❶ 胡椒、砂仁、蓽撥、橘皮、草果、高良薑、生薑洗淨後晾乾，然後一起研成細末備用。

❷ 薑、蔥榨汁，並加適量鹽和涼開水調勻。

❸ 牛肉洗淨後切成大薄片，瀝乾水分備用。

❹ 將牛肉片用調料末和料汁一同拌勻，醃漬 48 小時後，下鍋煮熟至湯汁收乾，取出後烘乾即可。

牛肉燉馬鈴薯

【材料】牛肉 400 克，馬鈴薯 300 克，沙拉油 70 克，洋蔥 50 克，料酒 20 克，鹽適量。

【做法】

❶ 馬鈴薯洗淨去皮，切成滾刀塊；牛肉洗淨，切成麻將般大小的方塊，用沸水焯燙至變色，撈出瀝乾；洋蔥切成條。

❷ 鍋置火上燒熱，倒入沙拉油燒至七成熱後，下入牛肉塊翻炒至表面無水，然後烹入料酒再略炒，加適量溫水和鹽，用大火燒開後改用小火煮熟。

❸ 牛肉八九成熟後放入馬鈴薯、洋蔥煮熟即可。

脆皮牛肉捲

【材料】春捲皮、牛肉餡各 300 克，沙拉油 150 克，乾澱粉 100 克，麵粉 50 克，料酒、醬油各 15 克，蔥末、薑末各 10 克，發酵粉 5 克，雞蛋 1 個，糖、鹽適量。

【做法】

1. 牛肉餡用料酒、醬油、蔥末、薑末拌勻，醃漬 30 分鐘。

2. 將春捲皮切成小塊條形，放入冰箱稍微冷凍一下。

3. 將麵粉、發酵粉、雞蛋和少許鹽放入大碗中，加適量清水調成麵糊。

4. 取出春捲皮包入牛肉餡，做成小圓筒形再放入冰箱內冷凍一下使其定型。

5. 將半成品牛肉捲放入調好的麵糊裡均勻裹上面漿，放入油鍋內中火炸成金黃色即可。

薏苡仁

薏苡仁性微寒，味甘、淡，有利水消腫、健脾去濕、舒筋除痺、清熱排膿等功效。李時珍在《本草綱目》中記載薏苡仁：「健脾益胃，補肺清熱，去風勝濕。炊飯食，治冷氣。煎飲，利小便熱淋。」薏苡仁還是一種美容食品，經常食用可以使人的皮膚光滑細膩，消除雀斑、老年斑、皮膚粗糙等皮膚問題，非常適合中老年人日常當作養顏食品食用。

薏苡仁的食用禁忌：脾虛無濕、大便燥結者忌食。

薏苡仁常用食療方：

珠玉二寶粥

【材料】薏苡仁、乾山藥片各 60 克，柿霜餅 25 克，糖適量。

【做法】

❶ 把薏苡仁、乾山藥片洗淨、晾乾將其碾成米粒大小的碎粒，加清水煮至爛熟成粥。

❷ 柿霜餅切碎後放入煮好的薏苡仁山藥粥中，攪勻即可食用。

綠豆薏仁鴨湯

【材料】鴨腿 500 克，薏苡仁、綠豆各 25 克，陳皮 10 克，鹽適量。

【做法】

❶ 鴨腿用沸水汆燙致斷生，撈出後瀝乾水備用。

❷ 薏苡仁、綠豆、陳皮洗淨，和處理好的鴨腿一起放入砂鍋中，加足量水，大火煮 20 分鐘，撇去浮油後再用小火煮 2 小時，關火前加少許鹽調味即可。

鬱李苡仁飯

【材料】鬱李仁 60 克，薏苡仁 200 克。

【做法】

❶ 鬱李仁洗淨後搗爛，用清水濾出藥汁備用。

❷ 薏苡仁洗淨後，用準備好的鬱李仁藥汁做水，蒸成薏仁飯即可。

薏苡仁燉雞

【材料】三黃雞 500 克，薏苡仁 120 克，水發香菇 50 克，米酒 20 克，蔥 1 段，生薑 1 片，鹽適量。

【做法】

❶ 薏苡仁泡水 8 小時，香菇泡軟後去蒂切片。

❷ 雞腿剁塊，用滾水汆燙至斷生。

❸ 燉鍋加清水 1200 毫升，把薏苡仁、香菇、薑、蔥 和雞塊一起放入，用中火燉煮 1 小時，然後加入 米酒和鹽，用小火再燉 30 分鐘即可。

茄 子

茄子性涼，味甘，入脾、胃、大腸經，具有清熱止 血、消腫止痛的功效。

《本草綱目》對其療效的記載是：「吃茄子可散血止 痛，去痢利尿，消腫寬腸。」

中醫學認為，茄子屬於寒涼性質的食物，所以夏天食 之有助於清熱解暑，對於容易長痱子、生瘡癤的中老年 人，更是非常理想的消夏蔬菜。

要特別指出的是，將茄子削去外皮食用的傳統習慣是 不正確的。因為現代營養學研究發現，茄子皮中含較多的 維生素 P，其主要成分是芸香苷及兒茶素、橙皮苷等。常 吃茄子（連皮）對中老年人防治高血壓、動脈硬化、腦血 栓、老年斑等有一定功效。

茄子的食用禁忌：脾胃虛寒者忌多食；過於老熟的茄 子含有毒素，應忌食；茄子易誘發過敏，過敏體質者忌食。

茄子常用食療方：

酸甜炒茄絲

【材料】茄子 300 克，肉末 100 克，韭菜 50 克，番茄 100 克，植物油 20 克，蔥末、蒜末各 10 克，鹽、糖、雞精各適量。

【做法】

❶ 紫茄子洗淨去皮，切成細絲。

❷ 韭菜洗淨切段，蔥、蒜切片。

❸ 炒鍋燒熱，放入植物油燒至六成熱，下蔥、蒜片爆香，然後倒入肉末炒至變色。

❹ 肉末炒好後，加入適量番茄炒出紅湯放入茄絲翻炒，調入鹽、糖，炒至茄子軟熟。

❺ 最後撒入韭菜，調入雞精炒勻即可。

蒜茸拌茄子

【材料】茄子 200 克，香油 50 克，蒜末 30 克，蔥末、醬油各 10 克，鹽適量。

【做法】

❶ 大蒜去皮後搗成蒜茸備用。

❷ 將茄子洗淨，一切兩半，上籠用武火蒸 25 分鐘。

❸ 將茄子置於盤內，加入蒜茸、芝麻油、鹽、醬油拌勻即可。

茄子粥

【材料】茄子 150 克，粳米 100 克，鹽、味精各適量。

【做法】

❶ 茄子洗淨、削皮，切小塊備用。

❷ 粳米淘洗乾淨後，和茄子塊一起下鍋，加足量清
　水煮成粥，加鹽、味精調味即可。

風林茄子

【材料】花生油 500 克（實耗油 100 克），茄子 200
克，雞湯 50 克，瘦肉餡 30 克，濕澱粉 20 克，香蔥、生
薑、醬油各 10 克，鹽、味精、白糖、麻油各適量。

【做法】

❶ 茄子去皮，切大粗條，香蔥洗淨切段，薑切末。

❷ 炒鍋燒乾後倒入花生油，燒至八成熱下入茄條，
　炸至金黃撈起。

❸ 鍋內留底油，下入薑末爆香，然後下肉餡、茄
　子、雞湯、鹽、味精、白糖和醬油，用小火燒至
　汁濃時再用濕生粉勾芡，淋上麻油即成。

蠔油茄子

【材料】茄子 400 克，豬肉餡 100 克，辣椒粉 15 克，
蠔油 5 克，蒜末 3 克，鹽適量。

【做法】

❶ 茄子洗淨、削皮後切成條，並排擺於盤中。

❷ 蒜剝皮後搗成蒜泥。

❸ 將辣椒末、蠔油、蒜泥混合均勻，然後倒入茄子
　中。

❹ 盤子加蓋，用微波爐低火加熱約 5 分鐘或上屜蒸
　15 分鐘即可。

◀第十七章▶
《本草綱目》
中的養肺秘方

中醫與養肺

中醫認為，「肺主氣，心主血，氣為血之帥」，「肺朝百脈，助心行血」，意思是說，肺能使百脈之氣血如潮水一般有規律地週期運行。肺在五行中屬金，但反不如屬木之肝剛強，因為肺葉嬌嫩，不耐寒熱，故又稱「嬌臟」。肺之所以稱為「嬌臟」，一方面是由於肺為清虛之體，開竅於鼻，外合皮毛，外界邪氣常直接傷及於肺，使之功能失常；另一方面，肺為五臟之華蓋，凡其他臟腑有病變，其氣多上薰於肺，導致肺病出現，產生咳喘等症狀。

綜合來說，常見的與肺部相關的疾病有感冒、慢性支氣管炎、肺氣腫、支氣管哮喘、支氣管擴張、肺炎、肺癌等，局部症狀有咳嗽、吐痰、咯血、呼吸困難、胸疼等。從中醫角度來講，主要是寒邪傷肺之陽氣、燥邪傷肺之陰液而致病。

肺臟喜潤而惡燥，喜涼惡熱，藥膳調理當以養陰滋潤為主，不宜過食煎炸、辛辣之品。《本草綱目》中記載的常用補益肺氣的食物有山藥、木耳、銀耳、花生、梨、甘蔗、荸薺、蘿蔔、白菜、綠豆、豬肺、蜂蜜等，藥材包括

沙參、銀杏、杏仁、百合、桔梗、川貝、澤瀉、天冬等。

　　中醫一向講究藥食同源，很重視通過調節飲食提高中老年人的抗病能力，因此，由食療養肺氣來達到提高免疫功能的效果是值得肯定的。不過，人們食用時應首先瞭解食物的藥效，同時，由於人的個體素質差異較大，服用時要根據自身的情況對症選食，而且要注意忌食過於辣、鹹、膩等食物。

甘　蔗

　　甘蔗性寒，味甘，入肺、脾、胃經。具有清熱潤肺、生津、下氣、潤燥、解酒等功效。主治中老年人熱病津傷、心煩口渴、反胃嘔吐、肺燥咳嗽、大便燥結、醉酒等病症。《本草綱目》記載其為「脾之果也，其漿甘寒，能瀉火熱」，為夏暑秋燥之良藥。

　　甘蔗的食用禁忌：脾胃虛寒、胃腹寒疼者忌食。

甘蔗常用食療方：

甘蔗粥

【材料】甘蔗汁 800 毫升，高粱米 200 克。

【做法】

❶ 甘蔗洗淨後削皮榨汁。

❷ 高粱米淘洗乾淨，將甘蔗汁與高粱米倒入鍋中，再加入適量的清水，煮成薄粥即可。

甘蔗胡蘿蔔豬骨湯

【材料】胡蘿蔔、甘蔗、豬大排各 500 克，料酒 15

克，薑 3 片，陳皮 2 克，鹽適量。

【做法】

❶ 陳皮用清水浸軟，刮去內側白瓤後洗淨。

❷ 甘蔗、胡蘿蔔去皮，洗淨後切成條備用。

❸ 排骨洗淨，放入沸水中汆燙至斷生。

❹ 把所有材料一起放入砂鍋，加足量溫水，文火煲 3 小時後關火，食用前加鹽調味即可。

甘蔗薑汁

【材料】甘蔗 400 克，胡蘿蔔 100 克，百合 15 克，鮮薑 10 克。

【做法】

❶ 胡蘿蔔洗淨，切片。

❷ 甘蔗去皮，切塊。

❸ 百合洗淨，撕成瓣狀。

❹ 將胡蘿蔔塊、甘蔗塊、百合一起放入榨汁機中攪打成汁，將汁倒入杯中。

❺ 薑去皮後手工榨出純薑汁。

❻ 將薑汁滴入甘蔗汁中，加入涼開水 80 毫升調勻即可。

茅根甘蔗薏苡仁水

【材料】甘蔗 700 克，白茅根 160 克，薏苡仁 120 克。

【做法】

❶ 白茅根用水洗淨，切段。

❷ 甘蔗留皮，用水洗淨，每枝劈開成四邊。

❸ 生薏苡仁用水洗淨。

❹ 生薏苡仁、白茅根、甘蔗放入砂鍋內，加適量水，大火燒沸，然後轉中火燉 3 小時即可。

甘蔗白果秋梨膏

【材料】鮮白果、水梨、蓮藕、乾山藥、柿餅、核桃仁、蜂蜜、甘蔗汁各 120 克。

【做法】

❶ 將白果去硬殼、膜、心，秋梨、鮮藕、甘蔗、山藥洗淨、去皮後切碎，榨出果汁備用。

❷ 柿餅、核桃仁搗爛成泥。

❸ 把蜂蜜加適量清水稀釋後，和準備好的其他材料一起放入鍋中，攪拌均勻。

❹ 將鍋置於火上微微加熱，待所有材料融合後，離火稍涼，趁溫收藏在瓷罐或玻璃罐中即可。

竹　筍

竹筍性微寒，味甘，具有清熱化痰、益氣和胃、治消渴、利水道、利膈爽胃等功效。《本草綱目》認為竹筍「消渴，利水道，益氣，可久食」。現代營養學則認為竹筍具有低脂肪、低糖、多纖維的特點，食用竹筍不僅能促進中老年人腸道蠕動，幫助消化，去積食，防便秘，並有預防大腸癌的功效。

竹筍含脂肪、澱粉很少，屬天然低脂、低熱量食品。因此有研究指出，竹林叢生之地的人們多長壽，且極少患高血壓，這與經常吃竹筍有一定關係。故中老年朋友應多食竹筍，以達輕身延年之效。

竹筍的食用禁忌：尿道結石、腎結石、膽結石患者，肝硬化、胃腸疾病患者和過敏體質者忌食。

竹筍常用食療方：

竹筍香菇炒肉

【材料】竹筍 300 克，瘦豬肉 50 克，鮮香菇 20 克，植物油 15 克，料酒 10 克，蔥末、蒜末各 8 克，乾澱粉 5 克，鹽、雞精、胡椒粉各適量。

【做法】

❶ 竹筍切片，並加鹽炒熟備用。

❷ 瘦豬肉切薄片，用蔥末、蒜末、料酒、胡椒粉、鹽和乾澱粉抓勻，醃漬 20 分鐘。

❸ 香菇泡發後洗淨切成絲。

❹ 炒鍋燒熱，倒入植物油燒至七成熱，再倒入肉片炒至變色，然後倒入香菇炒勻。

❺ 待香菇基本炒熟後，倒入已經炒熟的筍片，並加入適量鹽和味精炒勻調味即可。

春筍魚片

【材料】青魚中段 350 克，豬油 300 克，熟竹筍片 50 克，水發香菇 25 克，乾澱粉、水澱粉各 15 克，蛋清、料酒各 10 克，鹽、味精各適量。

【做法】

❶ 青魚中段剝去魚皮並剔掉魚骨後切成薄片，用鹽、味精、乾澱粉拌勻，醃漬 30 分鐘；水發香菇切薄片。

❷ 炒鍋內放豬油燒至三成熱，放入魚片逐一炸熟。

❸ 撈出油鍋中的魚片後，放入筍片和香菇片，炸透後撈出瀝乾油。

❹ 炒鍋留底油，燒熱後倒入黃酒，加鹽、味精和適量清水，燒沸後用水澱粉勾芡，將魚片等原料倒入翻炒均勻即可。

鮮筍清粥

【材料】糯米 300 克，鮮春筍 80 克，香蔥 15 克，鹽、雞精各適量。

【做法】

❶ 春筍剝去外皮、洗淨，切成薄片；香蔥洗淨，切成蔥花。

❷ 糯米洗淨放入粥鍋，加足量清水熬粥，熬到米粒稍微綻開時放入春筍片。

❸ 等粥熬成糊狀時放入鹽和雞精，攪勻調味，並撒上蔥花調味即可。

雞味春筍條

【材料】春筍 500 克，方框圖辣椒、料酒各 10 克，雞味濃湯寶 1 個，白糖、鹽各適量。

【做法】

❶ 春筍切片，洗淨入開水鍋焯 5 分鐘後撈出，過涼水備用。

❷ 湯鍋倒入足量清水燒開，然後放入雞味濃湯寶，調成雞湯。

❸ 把筍片放入雞湯，大火燒開後轉小火燉煮。

❹ 在燉煮筍片的鍋中加入料酒和乾辣椒，並加鹽和糖調味，待湯煨乾時即可。

干貝煸春筍

【材料】嫩筍尖 750 克，清湯 500 毫升，干貝 100 克，雞油 25 克，料酒 15 克，水澱粉 10 克，鹽適量。

【做法】

❶ 干貝洗淨後用清水浸泡 1 小時，然後上屜隔水蒸 3 小時；關火取出大碗，將干貝在原湯中泡 1 小時，撈出、沖洗兩遍後再放入澄清的原湯中浸泡備用。

❷ 筍尖洗淨後對剖成兩半，用開水汆燙至苦澀味消失。

❸ 炒鍋燒乾後倒入雞油，燒至六成熱時下筍尖煸炒 1 分鐘，然後倒入清湯和蒸乾貝的原湯，並加鹽和料酒，燒開後再放入發好的干貝，轉小火再煮 5 分鐘，最後倒入水澱粉勾芡即可。

銀　杏

銀杏性平，味甘、苦，有小毒，具有益肺氣、治咳喘、止帶蟲、縮小便、平皺皴、護血管、增加血流量等功效。據《本草綱目》記載，銀杏可「熟食溫肺、益氣、定喘嗽、縮小便、止白濁、生食降痰、消毒殺蟲」。

現代醫學研究成果顯示，銀杏還具有通暢血管、改善大腦功能的療效，對延緩中老年人大腦衰老、治療老年痴呆症和腦供血不足等疾病都有很好的療效，同時還有增強

記憶能力的功效，是中老年人日常飲食中的有益補充。

銀杏的食用禁忌：

處理不乾淨、帶有果皮的銀杏應忌食，否則易引起中毒；患有消化不良、腹脹、發熱者忌食銀杏；銀杏忌與魚同食，且不能吃過量。

銀杏常用食療方：

白果鴨煲

【材料】半片鴨 700 克，黃豆芽 400 克，白果 120 克，香菜、胡蘿蔔各 100 克，鮮蘑菇 80 克，植物油 30 克，料酒 25 克，陳皮 20 克，水澱粉 15 克，老抽、蠔油、糖各 10 克，雞精、鹽各適量。

【做法】

❶ 白果去硬殼後用沸水煮 5 分鐘，撈出洗淨備用。

❷ 半片鴨洗淨，用沸水汆燙至斷生，撈出切塊備用。

❸ 黃豆芽洗淨；香菜摘洗後切末；鮮蘑洗淨撕成小片；胡蘿蔔洗淨、削皮後切成小塊備用。

❹ 炒鍋燒乾，倒入植物油燒至六成熱時下白果、鴨塊和胡蘿蔔，炒至金黃後加入所有調料翻炒均勻，然後加足量清水大火燒開，撇去浮沫後轉小火燉煮 30 分鐘，揭蓋加入鮮蘑再燉煮 30 分鐘，待湯開始收濃時加入黃豆芽，黃豆芽熟透即可關火，上桌前撒上香菜末即可。

白果燒牛肉

【材料】牛肉 750 克，白果 250 克，大蔥、生薑、醬

油各 50 克，植物油 40 克，白糖 20 克，水澱粉 10 克，味精、鹽各適量。

【做法】

❶ 牛肉洗淨，切成小塊；蔥、薑切塊。

❷ 白果去硬皮和嫩皮後洗淨備用。

❸ 炒鍋燒乾，放入植物油燒至五成熱，放入 10 克白糖炒成紅色後下入牛肉塊，煸炒至糖色與肉塊炒勻時，倒入開水到沒過牛肉，同時下入白果、另一半白糖、蔥塊和薑塊，用旺火燒開，小火煨爛。

❹ 揀去鍋中的蔥塊和薑塊，用水澱粉勾薄芡，即可出鍋。

川杏燉雪梨

【材料】川貝母 20 克，銀杏 15 克，雪梨 3 個。

【做法】

❶ 雪梨洗淨，去核後切成小粒。

❷ 白果去硬皮和嫩皮後洗淨；川貝洗淨備用。

❸ 把白果和雪梨碎粒放入砂鍋，加入 1500 毫升清水後加蓋，大火煮沸後改用小火燉 1 小時即可。

銀耳銀杏烏雞湯

【材料】烏雞肉 300 克，水發銀耳 30 克，銀杏 20 克，乾紅棗 10 克，薑 3 片，精鹽、香菜末各適量。

【做法】

❶ 烏雞肉洗淨切塊，放入沸水鍋中汆燙至斷生，撈出瀝乾水備用。

❷ 銀耳用清水浸透，撕成小朵；大棗、銀杏分別洗

淨。

❸ 湯鍋內加適量清水燒開，放入烏雞、薑片慢火煲
  2 小時，再放入銀杏、銀耳、大棗煲 40 分鐘，加
  精鹽調味，撒少許香菜末即成。

銀杏紅棗炒鮮竹

【材料】乾腐竹 300 克，西蘭花 50 克，新鮮白果 30
克，植物油 20 克，乾紅棗 15 克，生抽 10 克，嫩薑 3
片，鹽、雞精各適量。

【做法】

❶ 白果剝去硬殼，溫水浸泡後剝去薄膜，剔去內芯
  後煮熟。

❷ 乾紅棗用溫水浸泡 30 分鐘後洗淨，切去兩頭。

❸ 西蘭花掰成小朵，用沸水中汆燙至斷生。

❹ 腐竹用溫水浸泡 30 分鐘，撈出瀝乾水分後切段。

❺ 平底煎鍋中倒入植物油大火燒熱，將腐竹入鍋煎
  至兩面金黃，待其稍變硬，盛出裝盤備用。

❻ 炒鍋燒乾，將平底鍋中剩下的油倒入，燒至六成
  熱下薑片爆香，再加入處理好的白果、西蘭花和
  棗，翻炒幾下調入鹽、醬油和雞精即可離火。

❼ 將炒鍋中的所有食物淋於擺盤的腐竹上即可。

橄　欖

橄欖性平，味甘、酸，入脾、胃、肺經，有清熱解
毒、利咽化痰、生津止渴、除煩醒酒、化刺除鯁的功效。
《本草綱目》認為其「生津液、止煩渴，治咽喉疼，咀嚼

咽汁，能解一切魚蟹毒」。

現代營養學研究發現橄欖含豐富營養，其果肉內維生素 C 的含量是蘋果的 10 倍，梨、桃的 5 倍；其含鈣量也很高，且易被人體吸收，非常適合於中老年人食用。

橄欖的食用禁忌：忌一次食用過多；脾胃虛寒及大便秘結者忌食。

橄欖的常用食療方：

橄欖蜜棗鹹肉湯

【材料】鹹肉 400 克，橄欖 30 克，蜜棗 10 克。

【做法】

❶ 提前把斬塊的豬骨洗淨瀝乾，用鹽醃漬 24 小時。

❷ 青橄欖拍裂，蜜棗去核。

❸ 鹹豬骨用清水沖洗一下，放開水裡焯出泡沫撈起。

❹ 以上所有材料加適量清水放砂鍋裡大火煲開後，轉小火煲 2 小時即可。

橄欖蘿蔔瘦肉湯

【材料】青橄欖 250 克，白蘿蔔 500 克，豬瘦肉 150 克，生薑 2~3 片，鹽適量。

【做法】

❶ 青橄欖、蘿蔔、豬瘦肉均用清水洗淨，白蘿蔔切成塊狀。

❷ 豬瘦肉整塊洗淨，然後和生薑一起放進砂鍋內，加入足量清水，先用武火煲沸後改用文火煲 2 小時左右，加適量鹽調味即可。

橄欖奶酪焗飯

【材料】奶酪 150 克，蒸熟的米飯 200 克，黑橄欖 10 克，蘆筍、臘腸 50 克，筍尖 40 克，胡蘿蔔 30 克，黑胡椒碎、鹽各適量。

【做法】

1. 黑橄欖洗淨切圓片，蘆筍洗淨去外皮切丁，臘腸切丁，筍尖洗淨切小圓丁，胡蘿蔔去皮切粒，奶酪刨成絲。

2. 將蒸熟的米飯盛入烤盤中，黑橄欖、蘆筍、臘腸、筍尖、胡蘿蔔、奶酪絲、黑胡椒碎、鹽混合均勻，撒在米飯上。

3. 放入已經預熱好的烤箱中，200℃下烤 10 分鐘，待奶酪完全熔化即可。

雪 梨

雪梨肉嫩白如雪，故有此稱，其味甘性寒，含蘋果酸、檸檬酸、維生素 B_1、維生素 B_2、維生素 C、胡蘿蔔素等，具有生津潤燥、清熱化痰之功效，特別適合秋天食用。《本草綱目》記載：「梨者，利也，其性下行流利。」將其藥用能治風熱、潤肺、涼心、消痰、降火、解毒。

現代醫學研究證明，梨確有潤肺清燥、止咳化痰、養血生肌的作用，因此，對急性氣管炎和上呼吸道感染的患者出現的咽喉乾、癢、痛及音啞、痰稠、便秘、尿赤均有良效。梨又有降低血壓和養陰清熱的效果，所以高血壓、肝炎、肝硬化患者常吃梨有好處。梨可以生吃，也可以蒸

煮做成湯和羹。

雪梨的食用禁忌：雪梨性寒，一次不宜多吃。尤其脾胃虛寒、腹部冷痛和血虛者，不可以多吃。

雪梨菊花牛奶湯

【材料】牛奶 500 毫升，白菊花 4 朵，雪梨 4 個，銀杏 20 克，蜂蜜適量。

【做法】

❶ 白菊花洗淨，摘下花瓣備用；雪梨削皮，取梨肉，切塊；銀杏去殼、衣、心。

❷ 把銀杏、雪梨塊放入沙鍋中，倒入適量清水，大火煮沸，轉小火煲至銀杏熟。

❸ 放入白菊花花瓣，牛奶煮沸，熄火稍降溫，放蜂蜜調勻即可。

此湯不宜長時間高溫煲煮，這樣牛奶中的蛋白質不會轉變成凝膠狀態，營養價值較高，而且具有滑潤口感。

冰糖雪梨粥

【材料】雪梨 2 個，冰糖適量，枸杞子少量（點綴用，也可不要），珍珠米 100 克。

❶ 雪梨削皮切塊。米洗淨放進瓦鍋裡，加水。

❷ 大火煮開轉小火煮至有點黏稠，放入冰糖煮溶。

❸ 放入雪梨，再煮 20 分鐘。

❹ 放入枸杞子煮一下出鍋。

◀第十八章▶
《本草綱目》中的養腎秘方

中老年人補腎的重要性

　　《本草綱目》中記載：「命門即腎。命門為藏精繫胞之物……下通二腎，上通心肺，貫腦，為生命之源，相火之主，精氣之府，生人生物，皆由此出。」腎位於腰部脊柱兩側，左右各一。

　　腎的主要生理功能是：主藏精，主水，主納氣。由於腎藏先天之精，主生殖，為人體生命之本源，故稱腎為「先天之本」。

　　中醫認為，腎為先天之本。先天之本是指人立身之本，「人始生，先成精」，而腎藏精，故腎為先天之本。元陰是指陰精，元陽是指元氣，元陰元陽在人的生命活動中——從孕育成形到發育壯大過程中起著決定性作用。因此，腎有促進人體生長、發育和生殖的功能。腎氣盛衰直接關係到人的生長發育，乃至衰老的全過程，也關係著人的生殖能力。

　　在整個生命過程中，正是由於腎中精氣的盛衰變化，而呈現出生、長、壯、老、已的不同生理狀態。人從幼年開始，腎精逐漸充盛。到了青壯年，腎精進一步充盛，乃

至達到極點，體壯實，筋骨強健。而待到老年，腎精衰退，機體也逐漸衰老，全身筋骨運動不靈活，齒搖髮脫，呈現出老態龍鍾之象。在生長發育障礙臨床治療中，補腎是重要的治療方法之一；補腎填精又是延緩衰老和治療老年性疾病的重要手段。

其次，腎主骨、生髓、通於腦，能影響人的大腦功能。不注意腎精保養的，易發生骨裂、骨折。這是因為腎能藏精，而精又能化生髓，髓居骨中，骨靠髓來充養，髓又聚會與腦。所以人體的稟賦強壯與否，皆源自腎氣。腎氣充足則骨骼堅固，體格健康；精足髓充則大腦靈活敏捷。反之則骨質疏鬆，行走無力；而髓海空虛大腦就遲鈍健忘。現代醫學中常以補腎法治療骨科及內科的神經衰弱等症，運用的就是此道理。

李時珍非常重視腎功能對健康長壽的影響，他在《本草綱目》中指出：「腎氣虛弱，陽氣衰微，不能燻蒸脾胃，則脾胃虛寒，運化無力，致使腎氣失去補充而匱乏。」因此保腎固精對中老年人延緩自身的衰老過程、保證身體的健康起著重要的作用。

韭　菜

韭菜性溫，味甘、辛，有補腎助陽、溫中開胃、散瘀血等功效。《本草綱目》記載韭菜的功效有：「飲生汁，主上氣喘息欲絕，解肉脯毒。煮汁飲，止消渴、盜汗，薰產婦血運，洗腸痔脫肛。」現代醫學透過臨床使用發現，韭菜對人體有保溫作用，可以增進中老年人體力並促進血

液循環，中老年朋友不妨在日常多吃些韭菜。

　　韭菜的食用禁忌：扁桃體炎、中耳炎患者忌食韭菜；陰虛火旺、胃腸虛弱者最好忌食韭菜。

韭菜常用食療方：

蝦仁韭菜

　　【材料】韭菜 250 克，蝦仁 30 克，雞蛋 25 克，植物油 20 克，醬油 15 克，鹽適量。

　　【做法】

① 蝦仁洗淨後挑去沙線備用。

② 韭菜摘洗乾淨，切段備用。

③ 雞蛋打破盛入碗內，攪拌均勻加入澱粉、麻油調成蛋糊，把蝦仁倒入拌勻。

④ 炒鍋燒熱倒入植物油，燒至六成熱倒入蝦仁翻炒，待蝦仁表面蛋糊凝固後放入韭菜同炒。

⑥ 待韭菜炒熟後放入鹽調味即可。

肉末韭菜炒銀芽

　　【材料】綠豆芽 200 克，韭菜、瘦豬肉末各 100 克，沙拉油、料酒各 15 克，生抽、水發木耳各 10 克，薑 3 片，鹽、糖各適量。

　　【做法】

① 綠豆芽洗淨，去掉根鬚。

② 泡發好的木耳切成絲，韭菜洗淨切成寸段。

③ 炒鍋燒熱倒沙拉油燒至七成熱，下薑片爆香，然後下入肉末煸炒至肉末變色。

④ 在炒至變色的肉末中加入料酒、生抽和糖煸炒均
　　匀盛出備用。

⑤ 鍋中不用另加油，直接放入豆芽、木耳絲煸炒，
　　並加鹽調味。

⑥ 炒至豆芽斷生後倒入肉末炒匀，關火後放入韭菜
　　段攪拌均匀即可。

韭菜豆渣餅

【材料】豆渣、韭菜、玉米麵各 50 克，植物油 30
克，雞蛋 25 克，鹽、香油各適量。

【做法】

① 豆渣放入玉米麵中，混合均匀。

② 雞蛋打入豆渣玉米麵，混合均匀。

③ 韭菜洗淨切碎，倒入麵中，調入鹽和香油。

④ 材料混合均匀，揉成團。

⑤ 取一些麵糰，團成圓形，略壓成小餅狀。

⑥ 平底鍋中倒少許油，放入小餅用小火煎。

⑦ 一面煎金黃後，翻面，至兩面都成金黃色即可。

韭菜炒雞蛋

【材料】韭菜、雞蛋各 50 克，植物油 15 克，鹽適量。

【做法】

① 雞蛋打碎，韭菜切成末，加入少量鹽攪拌均匀。

② 鍋裡倒入油燒至七成熱，將雞蛋韭菜液煎成金黃
　　色即可。

韭菜炒羊肝

【材料】韭菜 150 克，羊肝 120 克，植物油、料酒各

20 克，薑絲 10 克，鹽適量。

【做法】❶韭菜洗淨，切成寸段備用。

❷ 羊肝洗淨切成薄片備用。

❸ 將鍋用旺火燒熱，倒入植物油燒至八成熱，先下薑絲爆香，再下羊肝片和料酒炒勻後放韭菜和鹽，急炒至熟即可。

干　貝

干貝性平，味甘、鹹，具有滋陰、補腎、調中、下氣、利五臟的功效。李時珍在《本草綱目》中記載其能「消渴下氣，調中利五臟，止小便，消腹中宿物，令人易飢能食」。腎陰虛的中老年人經常食用一些干貝，可以治療由腎陰虛引發的頭暈目眩、咽乾口渴、虛癆咳血、脾胃虛弱等不適症狀；健康的中老年人經常食用干貝，也有助於降血壓、降膽固醇、補益健身。干貝，是實至名歸的夏令中老年滋補佳餚。

干貝的食用禁忌：痛風患者忌食用；忌與香腸、腊肉等含亞硝酸鹽的食物同食。

干貝常用食療方：

干貝冬瓜湯

【材料】雞湯 500 毫升，冬瓜 500 克，水發干貝 70 克，料酒 20 克，水澱粉 15 克，鹽適量。

【做法】

❶ 冬瓜洗淨切塊，放入雞湯中，加鹽、味精、料酒

慢火煮爛。

❷ 干貝洗淨，上屜蒸好備用。

❸ 將蒸好的干貝放入冬瓜雞湯，然後用水澱粉勾芡，加鹽調味即可。

干貝粥

【材料】鮮貝 300 克，大米 150 克，香蔥 10 克，食用油、生薑各 5 克，鹽、胡椒粉各適量。

【做法】

❶ 大米洗淨後用少量油拌勻；生薑洗淨切絲，香蔥洗淨切成蔥花。

❷ 鮮貝洗淨，加入生薑絲、鹽和胡椒粉略醃。

❸ 將米放入粥鍋，加水煮開，轉中火煮約 30 分鐘。

❹ 將鮮貝加入粥內煮熟，放入鹽和胡椒粉調味，撒上香蔥花與生薑絲即可。

干貝丸

【材料】水發干貝 600 克，乾澱粉 30 克，鹽、糖、胡椒粉各適量。

【做法】

❶ 水發干貝洗淨後，剁成泥備用。

❷ 把鹽、糖、胡椒粉和乾澱粉加入干貝泥中攪拌均勻，再用力摔打數下直至干貝泥出現筋性。

❸ 將干貝泥揉成小球，放入滾水中煮熟即可。

干貝燒蹄筋

【材料】水發蹄筋 350 克，豬腳湯 200 克，干貝 30 克，濕澱粉 20 克，料酒 15 克，精鹽、味精、雞精各適量。

【做法】

❶ 將干貝洗淨置於碗中，加清水、薑塊、蔥段入籠蒸 20 分鐘，原汁留用。

❷ 蹄筋入開水鍋焯透撈出，瀝乾水備用。

❸ 另準備一只乾淨湯鍋，放入適量清水和薑片、豬腳湯、干貝汁、蹄筋、料酒，用中小火燜約 15 分鐘，待汁濃時加入蒸過的干貝略燒，用濕澱粉勾芡，加鹽調味即可。

羊　骨

羊骨性溫，味甘，有補腎強筋骨的功效，非常適合因腎虛勞損導致腰膝無力、怕冷或筋骨攣痛的中老年人，可作為日常補益性食物食用。

李時珍也認為羊骨有良好的補腎壯陽功效，他在《本草綱目》中記載到：「羊脊骨補骨虛，通督脈，治腰痛下痢；羊脛骨主脾弱，腎虛不能攝精，白濁。」

羊骨的食用禁忌： 發熱者忌食。

羊骨常用食療方：

羊骨粥

【材料】羊骨 500 克（砸碎），生薑末 30 克，陳皮、良薑、草果各 6 克，鹽適量。

【做法】以上食材加水後，慢火熬成汁，濾出澄清如粥狀，食用。

羊骨燉羊腰

【材料】羊骨 500 克，羊腰子 100 克，蔥花 15 克，料酒、薑末各 10 克，五香粉 1 克，味精、鹽各適量。

【做法】

❶ 先將新鮮羊骨洗淨，砸碎備用。

❷ 將羊腰洗淨，去除臊腺及筋膜，斜刀切成羊腰片。

❸ 羊腰片與羊骨同放入砂鍋，加水足量，大火煮沸，撇去浮沫。

❹ 烹入料酒，加蔥花、薑末，改用小火煨 2 小時。

❺ 待羊骨湯汁濃稠時加味精、五香粉和鹽調味即可。

羊骨大棗湯

【材料】羊骨 500 克，乾紅棗 100 克，料酒 20 克，鹽、胡椒粉各適量。

【做法】

❶ 羊骨洗淨、砸碎。

❷ 乾紅棗洗淨、去核。

❸ 把處理好的羊骨和乾紅棗一起放入砂鍋內，加清水適量，武火煮沸後，改用文火煲 1 小時，加鹽和胡椒粉調味即可。

豬　腎

豬腎性平，味甘、鹹，有補腎氣、利水的功效，但是作用非常緩和。《本草綱目》對其功效的記載是：「豬腎性寒，不能補命門精氣，方藥所用，借其引導而已。」

現代中醫則經常把豬腎當作治療腎陽虛弱、腎氣不足

所致的遺精、陽痿、腰痛、老年耳聾、久瀉不止等中老年常見病症的輔助食療食物用。李時珍認為豬腎「久服堅筋骨，輕身不老，耐寒暑」，故很多營養學專業人士也把其當作中老年人延年益壽的保健食品來食用。

豬腰的食用禁忌：腎氣虛寒者忌食。

豬腰常用食療方：

熗腰花

【材料】豬腰、水發木耳各 250 克，黃瓜、筍片各 50 克，醬油 30 克，料酒 25 克，植物油、花椒各 10 克，薑末 5 克，味精、鹽各適量。

【做法】

❶ 將豬腰片成兩半，片去腰臊及里筋，打麥穗花刀，改切成方條；黃瓜切成薄片；筍片切小片。

❷ 湯鍋內放水，旺火燒開，放入腰花，焯一下立即撈出，投入冷開水中過涼，再撈出，用百潔布吸乾水分，盛入盤內；同時，用開水將筍片和木耳焯一下，和黃瓜片一起放入腰花盤內。

❸ 把醬油、料酒、薑末、味精放入碗內，混合調成料汁。

❹ 炒鍋燒乾，倒入植物油燒至七成熱，放入花椒爆香後撈出，然後趁熱將油倒入盛有料汁的碗，攪拌後澆在腰花盤內，用筷子拌勻即可。

豬腰粳米粥

【材料】豬腎 100 克，粳米 100 克，生薑 3 片，食

鹽、味精各適量。

【做法】❶粳米淘洗乾淨備用。

❷ 將豬腎剖開，去筋膜洗淨，放入鍋內，加入清水和生薑片，煮沸成湯。

❸ 把處理好的粳米倒入豬腎湯內，先用武火煮沸，再用文火煮熬成粥。

❹ 在煮好的粥中加適量鹽、味精調味即可。

薑絲腰花

【材料】豬腰 500 克，薑絲 10 克，香油 5 克，胡椒粉、鹽、味精各適量。

【做法】

❶ 將豬腰從中間片開，去掉腰臊，片成魚鰓花形。

❷ 腰花入開水鍋中氽熟，再放入清水中浸泡去騷味。

❸ 食用時加入香油、胡椒粉、鹽、味精、薑絲拌勻，裝盤即可。

火爆腰花

【材料】植物油 500 克（實耗約 75 克），鮮豬腰 250 克，高湯 50 克，水發木耳 30 克，水澱粉 25 克，料酒、醬油各 15 克，青蒜 10 克，蔥末、薑末各 5 克，香油 2 克，鹽、味精、醋各適量。

【做法】

❶ 將豬腰片成兩半，片去腰臊，打麥穗花刀，改為三角刀塊，蔥、薑切絲，青蒜洗淨切段。

❷ 碗中放蔥薑絲、醬油、料酒、鹽、味精、醋、水澱粉、香油及高湯，調成芡汁。

❸ 將腰花用開水焯去血水，撈出控淨水。鍋放油燒
至八成熱，將腰花放入炸，撈出控油。

❹ 鍋留底油，倒入腰花，下入木耳、青蒜段翻炒，
烹入汁芡速炒，待汁裹住腰花時淋香油即可。

枸杞桃仁炒腰花

【材料】豬腰 750 克，去皮核桃仁 30 克，枸杞 20 克，
水澱粉、料酒、冰糖各 15 克，蔥末、薑末 5 克，鹽適量。

【做法】

❶ 豬腰從中間一分為二，去掉中間的白色臊腺，切
花刀。

❷ 加鹽、蔥、薑、料酒入味去腥臊，洗淨，加少許
水澱粉抓勻。

❸ 鍋中放油，將核桃仁炒至金黃色倒出，再將豬腰
炒至白色。

❹ 放入泡開的枸杞，加鹽、冰糖粉，炒勻，盛出，
撒上核桃仁即可。

豬　肉

豬肉性平，味甘、鹹，具有補虛強身、滋陰潤燥、豐
肌澤膚的作用。《本草綱目》中有豬肉可以「解熱毒，補
腎氣虛竭」，認為凡病後體弱、產後血虛、面黃羸瘦者，
皆可用之作營養滋補之品。中老年人因年紀漸長，機體自
身恢復能力減弱，體內陰血耗傷後不能及時生化補充而致
的體虛，便可用豬肉來補養。

要特別說明的一點是，豬肉含油脂量較高，中老年人

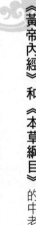

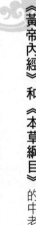

食用時最好將其先燉煮 2~3 小時，這樣可以有效減少其脂肪和膽固醇的含量，同時增加不飽和脂肪酸的含量，大大降低脂肪帶來的不利影響，而保留其補腎助陽之功效。

豬肉的食用禁忌：忌與牛奶同食；食用豬肉後忌立即飲茶。

豬肉常用食療方：

紅辣椒黃豆燒豬肉

【材料】豬肉 500 克，白菜乾 200 克，黃豆 100 克，尖紅辣椒 50 克，料酒 20 克，薑 3 片，白糖、鹽、味精各適量。

【做法】

❶ 把紅辣椒洗淨，去籽，切碎；乾菜洗淨，切碎。

❷ 黃豆洗淨，用清水浸泡一夜。

❸ 把豬肉洗淨，切塊，放入沸水汆燙至斷生，撈出後放入另一鍋乾淨熱水，加薑片、料酒大火燒沸再轉小火煮半小時。

❹ 將紅辣椒、乾菜、黃豆、白糖、鹽加入肉鍋中大火燒開，再轉小火煮爛，加入味精即可。

小酥肉

【材料】豬肉 300 克，植物油 100 克，雞蛋 50 克，水澱粉 45 克，啤酒 30 毫升，醬油 15 克，八角、桂皮各 5 克，蔥 2 段，薑 5 片，糖、鹽、白胡椒各適量。

【做法】

❶ 豬肉洗淨後切成厚片，放入鹽用手抓勻，醃製 10

分鐘。

❷ 雞蛋放入碗中打散，加入水澱粉、啤酒攪打均勻。

❸ 炒鍋燒乾，倒入植物油燒至四成熱，將切好的豬肉放入雞蛋液體中，使其均勻的裹上一層雞蛋液，然後將裹好的豬肉依次放入油鍋中，保持中小火，慢慢炸至表面變黃然後撈出。

❹ 所有肉炸好後，大火再次加熱鍋中油至七成熱，入之前炸好的酥肉，復炸一次，看到表面變得焦黃即可撈出。

❺ 將炸好的酥肉放入湯鍋，依次放入蔥、薑、八角、桂皮、醬油、白糖和鹽，然後倒入適量清水用大火燒開，再加蓋用中小火慢慢燉半小時，直到酥肉軟爛，湯汁變濃即可，出鍋後撒上適量白胡椒和香蔥即可。

梅菜扣肉

【材料】五花肉 1000 克，梅菜、肉湯各 150 克，老抽 30 克，植物油 20 克，水澱粉 10 克，蒜末、薑末各 8 克，八角、草果各 5 克，糖、鹽各適量。

【做法】

❶ 梅乾菜洗淨，用清水浸泡 30 分鐘。

❷ 五花肉裡加入薑、八角、草果，清水煮 30 分鐘。

❸ 熱鍋熱油，放入煮好的五花肉，把豬皮的一面煎成金黃，再倒入老抽上色。

❹ 將肉切成薄片，肉皮朝下擺在碗中。

❺ 炒鍋燒乾後倒入植物油，燒至七成熱爆香蒜茸、

八角，放入梅菜、白糖炒勻，加入肉湯燒 5 分鐘。

❻ 把炒好的梅菜覆蓋在肉上，上籠屜用旺火蒸 1 小時。

❼ 把蒸菜的汁倒出，將梅菜扣肉倒扣進盤裡。原汁加入少量澱粉勾芡，淋在肉上即可。

生爆鹽煎肉

【材料】五花肉 250 克，青蒜苗 100 克，植物油 20 克，豆瓣 15 克，豆豉 10 克，鹽、糖各適量。

【做法】

❶ 將去皮的連肥帶瘦的豬肉切成大薄片。

❷ 青蒜苗洗淨斜切成段，豆瓣和豆豉剁碎。

❸ 鍋燒熱放入油，放入肉片和鹽翻炒。

❹ 炒到肉片稍變色出油。

❺ 加入豆瓣和豆豉炒勻。

❻ 加入蒜苗炒勻，加入糖調味即可。

椒鹽豬裡脊

【材料】裡脊肉 300 克，麵粉、乾澱粉各 30 克，雞蛋 20 克，椒鹽粉適量。

【做法】

❶ 裡脊肉切大片用刀背或者肉錘敲打幾下，用胡椒粉、鹽、薑片拌勻醃製 10 分鐘。

❷ 雞蛋打勻兌入麵粉攪勻，做成麵糊備用。

❸ 醃好的裡脊挑去薑片，均勻地掛上麵糊，用溫油炸至表面金黃撈出，撒上椒鹽粉即可。

◀第十九章▶

《本草綱目》
中的長壽秘方

《本草綱目》中的長壽方

新疆地區，是國際自然醫學會確認的世界五大長壽地區之一。在最近一次全國人口普查的數據顯示，該地區百歲老人約占全國百歲老人總數的 22.46％，而新疆的總人口，僅占全國人口總數的 1/80，由此不難看出這一地區長壽人口比例之高。那麼，新疆地區為什麼長壽老人如此之多呢？有關專家根據新疆百歲老人的有關資料，對其長壽之道總結如下：

1. 樂觀+鍛鍊

「樂觀者長壽」，這句話非常有道理。民諺說：「笑一笑，十年少；愁一愁，白了頭。」說明情緒不僅會影響人體功能，甚至影響人的壽命。因為情緒和人體內分泌系統分泌的激素大有關係。

長期堅持勞動和體育鍛鍊，有助於健康長壽，這個道理已經是現代人熟知的健康常識。許多例子說明，長期堅持鍛鍊和不鍛鍊的人在身體、精神上都大不相同，因為生命在於運動經驗證明，堅持運動，確實可以促進健康長壽，很多新疆老人之所以長壽，就是因為他們常年都在從

事力所能及的工作，平時還會進行適當的體育鍛鍊。

2. 營養

足夠的營養、適量的飲食，是保證長壽的物質基礎。生活有規律，飲食嗜好能節制，有益於健康長壽。飲食是人體物質代謝的基礎，要使身體內各種功能保持正常，就必須有足夠的營養供應。想要長壽，無需不停食用各種高級補品，只要營養均衡、充足，粗茶淡飯足矣！

李時珍的《本草綱目》蘊藏著豐富的抗衰老精髓，記載了藥物 1892 種，其中具有抗衰老、延年益壽功效的藥物 253 種。但令人驚奇的是，這些藥物都不是什麼名貴的藥材，而是一些普通的食材。

此外，健康的飲食習慣也是長壽的原因之一，如堅持吃早餐、多吃蔬菜水果等；同時還要保持良好的精神狀態，多交朋友，可以使晚年的生活五彩繽紛。

小 麥

小麥味甘，性平，入心經。《本草綱目》記載其功效為：「陳者煎湯飲，止虛汗；燒存性，油調塗諸瘡，湯火灼傷。小麥麵敷癰腫損傷，散血止痛。生食利大腸，水調服止鼻衄、吐血。」小麥營養豐富，易於消化，營養成分便於人體吸收，故常用於中老年人養生治病的常用食材。

小麥常用食療方：

小麥紅棗豬腦湯

【材料】豬腦 100 克，小麥 30 克，乾紅棗肉、白糖

各 20 克，料酒 5 克。

【做法】

❶ 小麥洗淨，瀝乾水分備用。

❷ 紅棗洗淨後用溫水泡軟。

❸ 豬腦挑去血筋，洗淨備用。

❹ 將小麥倒入湯鍋內，加適量清水，用小火先煮半小時，然後將豬腦、紅棗下入，轉大火煮沸，再加白糖和料酒。

❺ 待湯鍋沸騰後再轉成小火，慢燉 1 小時即可。

桑寄生麥冬雞蛋茶

【材料】桑寄生 50 克，麥冬 5 克，紅棗 20 粒，雞蛋 2 個，冰糖適量。

【做法】

❶ 紅棗洗淨後用清水泡軟。

❷ 雞蛋隔水蒸熟後去殼備用。

❸ 桑寄生、麥冬洗淨備用。

❹ 將桑寄生、麥冬、紅棗、雞蛋放入燉盅中燉 1 小時，然後加入適量冰糖調味。

❺ 飲用時去除桑寄生及麥冬即可。

小麥糯米粥

【材料】糯米、小麥仁各 100 克，陳皮 5 克，冰糖適量。

【做法】

❶ 糯米、小麥仁洗淨，用清水浸泡 2 小時備用。

❷ 陳皮洗淨切碎備用。

❸ 粥鍋內放入足量清水，倒入準備好的糯米、小麥仁和陳皮碎，用大火煮開後轉小火，煮至米粒開花，食用時加入冰糖調味即可。

花 生

花生味甘，性平，入歸脾、肺經，具有健脾和胃、利腎去水等功效。

《本草綱目》記載：「花生悅脾和胃潤肺化痰、滋養補氣、清咽止癢。」民間則稱花生為「長生果」，因為它含有大量的蛋白質和脂肪，特別是不飽和脂肪酸的含量很高，鋅元素的含量也很高，可激活中老年人腦細胞，有效地延緩人體過早衰老，具有抗老化作用，很適宜製作各種中老年人食用的營養食品。

花生的食用禁忌：腸炎、痢疾、高血脂症患者和膽囊切除者忌食花生；跌打損傷、血脈瘀滯者慎食花生。

花生常用食療方：

花生棗圓湯

【材料】乾紅棗 25 克，花生仁 15 克，桂圓肉 10 克，蜂蜜適量。

【做法】將花生仁、大棗、桂圓肉分別洗淨後放入砂鍋，加適量清水，文火燉煮半小時，飲用時加適量蜂蜜調味即可。

花生百合羹

【材料】花生仁、百合、北沙參各 15 克，蜂蜜適量。

【做法】花生仁、百合、北沙參洗淨後，加適量清水放入砂鍋燉熟，飲用時加適量蜂蜜調味即可。

銀　耳

銀耳性平，味甘、淡，歸肺、胃、腎經，有補脾開胃、益氣清腸的功效。李時珍則認為銀耳是潤肺滋陰的佳品。

現代營養學研究發現，銀耳所含的各種有益物質能夠增強中老年人的免疫力，可以有效幫助他們提高身體素質，延緩衰老。

銀耳的食用禁忌：出血症、糖尿病患者和風寒咳嗽者忌食。

銀耳常用食療方：

銀耳南瓜粥

【材料】南瓜 100，白米 30 克，乾銀耳 10 克，冰糖適量。

【做法】

❶ 南瓜洗淨切成小塊。

❷ 白米淘洗乾淨。

❸ 銀耳洗淨、泡發後撕成小塊。

❹ 把處理好的南瓜、銀耳和白米一起放入粥鍋，加足量清水熬煮成稠粥，食用時加入冰糖調味即可。

冰糖銀耳湯

【材料】冰糖 30 克，乾銀耳 10 克。

【做法】

❶ 銀耳洗淨泡發後撕成小塊。

❷ 把處理好的銀耳與冰糖一起放入砂鍋內，加水熬煮成湯即可。

萵筍炒銀耳

【材料】萵筍 150 克，鮮銀耳 50 克，紅椒 30 克，植物油 15 克，薑絲 5 克，糖、鹽、雞精各適量。

【做法】

❶ 將萵筍去皮、洗淨、切片，用沸水汆燙斷生，撈出迅速用冷水浸泡，然後瀝乾水備用。

❷ 銀耳撕成小朵，洗淨；紅椒切絲。

❸ 炒鍋燒乾倒入植物油，燒至七成熱下薑絲爆香，然後放入紅椒絲和銀耳大火翻炒。

❹ 最後放萵筍片，加適量的糖、鹽、雞精翻炒幾下即可。

銀耳西蘭花鵪鶉蛋

【材料】西蘭花 150 克，乾銀耳 15 克，水澱粉、植物油各 10 克，鵪鶉蛋 6 個，蔥末、薑末各 3 克，鹽適量。

【做法】

❶ 乾銀耳用水泡發，洗淨後撕成小朵。

❷ 西蘭花掰成小朵洗淨，用沸水焯至斷生，撈出過一遍涼水，瀝乾水分備用。

❸ 鵪鶉蛋煮熟去殼。

❹ 炒鍋燒乾後倒入植物油，燒至七成熱下蔥末、薑末爆香，然後倒入銀耳，略加一點水翻炒，隨後

倒入西蘭花，再倒入鵪鶉蛋炒勻。

⑥ 最後在菜中調入鹽，倒入水澱粉，炒勻至湯汁收
濃即可。

燕窩銀耳羹

【材料】乾銀耳 20 克，燕窩 10 克，冰糖適量。

【做法】

① 將燕窩先用清水刷一遍，放入熱水中浸泡 3~4 小
時，擇去毛絨，再放入熱水中泡 1 小時。

② 銀耳洗淨泡發，撕開備用。

③ 用瓷罐或蓋碗盛入燕窩、銀耳、冰糖，隔水燉熟
即可。

海 參

海參性微寒，味甘、鹹，歸肺、腎、大腸經，具有補
腎益精、養血潤燥的功效。李時珍也曾記載海參能夠「補
腎，益精髓，攝小便，壯陽療痿」。

現代營養學研究證明，海參中含有 50 多種對人體生
理活動有益的營養成分，可促進機體細胞的再生和機體受
損後的修復，還可以提高中老年人的免疫功能，延年益
壽，消除疲勞。而且海參含膽固醇極低，是典型的高蛋
白、低脂肪、低膽固醇的食物，其肉質細嫩，易於消化，
非常適合中老年人食用。

海參的食用禁忌：感冒、腹瀉患者和脾胃虛弱有濕者
忌食海參；海參忌與甘草、葡萄、柿子、山楂、石榴、青
果同食。

海參常用食療方：

海參干貝燙

【材料】海參 50 克，干貝 30 克，海帶 20 克，薑 2 片，蔥 1 段，鹽適量。

【做法】

❶ 海參、干貝洗淨後，用清水浸泡一夜。

❷ 泡好的海參切條，加薑、蔥煮軟。

❸ 干貝、海帶切細條，放入煮軟的海參中一起燉湯，待湯濃縮成乳白色，加鹽調味即可。

胡椒海參湯

【材料】水發海參、雞湯各 750 克，香菜、蔥各 25 克，料酒 15 克，生薑水 10 克，醬油 8 克，胡椒粉、鹽、香油、味精各適量。

【做法】

❶ 水發海參洗淨、切片後氽燙斷生，撈出瀝乾水分備用。

❷ 香菜擇好、洗淨，切成寸段；蔥切絲。

❸ 炒鍋燒乾，放入熟大油燒至七成熱，下入蔥絲爆香，然後烹入料酒加入海參片、雞湯、味精、生薑水、醬油、鹽和胡椒粉，湯開後撇去浮沫，淋入香油盛入大湯碗中，撒上香菜段即可。

海參粥

【材料】水發海參 50 克，粳米 100 克，蔥末、薑末各 5 克，鹽適量。

【做法】

❶ 水發海參洗淨、切碎。

❷ 粳米淘洗乾淨，用清水浸泡 3 小時。

❸ 把海參碎和粳米一起放入粥鍋，加足量水熬煮成粥，關火後趁熱加蔥末、薑末和鹽調味即可。

生　薑

生薑性溫，味辛，歸肺、脾、胃經，具有發汗解表、溫中止嘔、溫肺止咳的功效。李時珍在《本草綱目》中說：「薑可蔬、可果、可藥。」

現代營養學研究發現，生薑中的薑辣素有很強對抗脂褐素的作用，生薑切片或切絲，在沸水中浸泡 10 分鐘後加蜂蜜調勻，每天一杯，可明顯減少老年斑。也可以將生薑切碎拌少量的鹽長期食用，也能收到同樣的效果，非常適合中老年人日常食用。

生薑的食用禁忌：

患有癰腫瘡癤、肺炎、肺膿腫、肺結核、胃潰瘍、膽囊炎、腎盂腎炎、糖尿病和痔瘡者，忌食生薑；陰虛火旺者忌食生薑；忌長期大量不間斷食用生薑。

生薑常用食療方：

生薑紅糖水

【材料】生薑、紫蘇葉各 30 克，紅糖適量。

【做法】

❶ 生薑洗淨，削皮切塊。

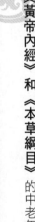

《黃帝內經》和《本草綱目》的中老年養生秘方

❷ 紫蘇葉洗淨。

❸ 將生薑放入砂鍋內，加適量清水大火燒開，轉小火煎煮 30 分鐘，再下入紫蘇葉煮 10 分鐘關火，澄出薑湯，依口味加紅糖調味即可。

豬肉白蘿蔔薑濃湯

【材料】白蘿蔔 200 克，豬肉 100 克，薑 20 克，鹽、雞精各適量。

【做法】

❶ 白蘿蔔、豬肉、生薑都洗淨切片備用。

❷ 砂鍋中放足量清水，置火上大火燒開後放入豬肉煮熟，然後下入生薑和白蘿蔔片，轉中火煮到白蘿蔔變軟，然後加入鹽和雞精調味即可。

老薑母雞

【材料】母雞 1 隻，老薑 100 克，豬油 50 克，香蔥、料酒各 20 克，醬油 15 克，鹽、味精、胡椒粉、五香粉各適量。

【做法】

❶ 母雞宰殺、褪毛後開膛摘去內臟，然後剁成小塊備用。

❷ 老薑去皮、洗淨，切成片；香蔥切成蔥花。

❸ 雞塊用沸水汆燙斷生，撈出瀝乾水備用。

❹ 炒鍋燒乾，倒入豬油燒至七成熟，下薑片爆香後放入雞塊炒出肉香，烹入料酒，並加醬油、五香粉炒勻。

❺ 在炒好的雞塊中加入沒過肉塊的溫水，並加鹽調

味，水燒開後撇去浮沫，燉至熟爛後加味精、胡椒粉調味，撒上蔥花增香即可。

薑汁清香鴨

【材料】半片鴨 300 克，生薑 150 克，植物油 30 克，料酒 20 克，鹽適量。

【做法】

❶ 生薑洗淨、去皮，一半切絲，另一半切碎後擠出薑汁備用。

❷ 半片鴨洗淨，切成塊，用沸水汆燙斷生，撈出瀝乾水備用。

❸ 炒鍋燒乾，倒入植物油燒至七成熱，下 2/3 薑絲爆香，然後下鴨塊煸炒出肉香，烹入料酒並加鹽，炒勻後倒入適量溫水和薑汁，轉小火燉煮至鴨肉爛熟關火。

❹ 將鴨塊盛在碗中，撒上薑絲即可。

◀第二十章▶
《本草綱目》中的
老年人常見病小偏方

頭 皮 屑

【偏方 1】先用生薑輕輕擦洗頭髮，再用熱薑水清洗頭髮，可有效防止頭皮屑掉落。

【偏方 2】鮮烏桕內芽、白礬煎水擦洗患處可治療頭皮屑。

口 腔 潰 瘍

【偏方 1】用熱薑水代茶漱口，每日 2~3 次，一般 6~9 次潰瘍面即可收斂。

【偏方 2】以蘿蔔汁 500 毫升頻頻含漱，對於治療口腔潰瘍效果良好。

牙 周 炎

【偏方】先用熱薑水清洗牙齦，然後用熱薑水代茶飲用，每日 1~2 次，一般 6 次左右即可消除炎症。

齲 齒

【偏方 1】每日早、晚堅持用熱薑水漱口 1 次，並每日代茶飲用數次。

【偏方 2】將花椒研末，與酢漿草共搗爛，撮合成黃豆大小塊，乾燥備用。每週 1 塊，塞入齲孔中。

【偏方 3】用薏苡仁、桔梗研末點服。

普 通 牙 痛

【偏方 1】用黑豆煮酒，頻頻漱口。

【偏方 2】用米醋煮枸杞白皮 100 毫升，取半升含漱。

風 火 牙 痛

【偏方】用薏苡根 124 克，水煮含漱。

牙 齦 出 血

【偏方】

糯稻花陰乾後，供擦牙、烏鬚的配方使用。

咽 喉 腫 痛

【偏方 1】用熱薑水代茶漱口，每日早、晚各 1 次。如果喉嚨痛癢，可用熱薑水加少許食鹽代茶飲用，每日 2~3 次，一般 9 次左右便可化解炎症、消除痛癢。

【偏方 2】鮮萬年青根搗爛，加冷開水 200 毫升，攪和均勻，取汁，頻頻含咽，具有清熱解毒之效而緩解疼痛。

【偏方 3】用白麵和醋調勻，塗喉外腫處。不能吞食。

【偏方 4】用稻草燒取墨煙，醋調吹鼻中或灌入喉中，吐出痰涎即癒。用於治療喉痺腫痛。

面 部 暗 瘡

【偏方】用熱薑水清洗面部,每天早、晚各 1 次,持續約 60 日,暗瘡就會減輕或消失。此法對雀斑及乾燥性皮膚等亦有一定的治療效果。

眼 熱 赤 腫

【偏方 1】取粟泔汁(淘粟水)發酵後的沉澱,加生地黃等分,研勻攤於布上,方圓約 4.6 公分,貼目上熨熱。藥乾即換。

【偏方 2】用黑豆 100 毫升,分作 10 袋,沸湯中煮過,交替著熨患處。可用於熱毒攻眼引起的紅痛、發腫。

偏 頭 痛

【偏方 1】當偏頭痛發作時,可用熱薑水浸泡雙手,浸泡 15 分鐘左右,痛感就會減輕,甚至消失。持續下來,對神經衰弱、頭暈、煩躁等症具有良好療效。

【偏方 2】將鮮石菖蒲搗碎取汁,加白酒調勻,每日分兩次服用,可治療偏頭痛。

感 冒 頭 痛

【偏方 1】將雙腳浸於熱薑水中,水以能浸到踝骨為宜。浸泡時可在熱薑水中加點鹽、醋,並不斷添加熱水,浸泡至腳面發紅為止。此法對風寒感冒、頭痛、咳嗽治療效果顯著。

【偏方2】將鮮鴨跖草、田邊菊、淡竹葉水煎服，對風熱感冒、發熱頭痛尤宜。

中　風

【偏方1】用大豆300毫升，熬熟，至微氣出，放入瓶中，泡酒500毫升。經過1日以上，飲酒100毫升，蓋上厚被子令身體稍稍出汗。此法適用於中風後口歪者。

【偏方2】將山胡椒乾果、黃荊子等烘乾研粗末，以開水泡服，每日2次，連服3~5日。

【偏方3】鵝不食草適量烘乾，研細末，每次少許，用管吹入鼻腔中，使流黃涕，以治療中風昏迷。

失　眠

【偏方1】以龍眼肉去殼燉煮，分兩次服，每日一劑。治療神經衰弱性失眠。

【偏方2】柏子仁10克、丹參15克、酸棗仁15克，水煎服，每日1劑。用於治療血虛失眠。

【偏方3】將鮮百合與蜂蜜一起燉爛，每晚臨睡前服用，連服5~7日，可治療陰虛火旺型失眠。

心絞痛

【偏方1】生薑500克，搗渣，留汁，慢炒待潤；以絹包，於患處款款熨之，冷後再以汁炒，再熨良久，豁然寬快也。用於治療心胸脅下有邪氣結實，硬痛脹滿者。

【偏方2】生薑500克切片，以水700毫升，煮後取

200 毫升，分 3 次服。用於治療心腹脹痛，煩悶短氣，未得吐下。

高 血 壓

【偏方 1】熱薑水浸泡雙腳 15 分鐘左右，可反射性引起血管擴張，使血壓隨之下降。

【偏方 2】將菊花、山楂、白砂糖放入砂鍋中加水大火煮沸，後改小火煎 10 分鐘，代茶飲用，可起到平肝潛陽的作用，用於肝陽上亢型高血壓。

動 脈 硬 化

【偏方 1】每天早、晚堅持用熱薑水漱口，並在每天臨睡前飲用熱薑水 1 杯，可促進血液循環，防止動脈硬化。

【偏方 2】槐花煎水當茶常飲，可用於預防和治療動脈粥樣硬化。

咳 嗽

【偏方 1】生薑 62 克，飴糖 31 克，水 3 碗，煎至半碗，溫和徐徐飲，用於治療遇冷咳嗽。

【偏方 2】蜂蜜、薑汁各 124 克，白蘿蔔汁、梨汁、人乳各一碗。共熬成膏，早晚滾湯服數匙。用於治咳嗽效果良好。

【偏方 3】用蕎麥粉 120 克，茶末 6 克，生蜜 60 克，加水 1 碗，攪至極勻，飲服。可引氣下降，而治療咳嗽上

氣。

【偏方 4】用薏苡仁 300 克，搗破，加水 3000 毫升煎成 1000 毫升，以酒少許送服。可用於治療肺痿咳嗽和咯血症。

喘　症

【偏方 1】用淡豆豉 30 克，蒸過，搗極爛，加砒霜末 9 克，枯白礬 3 克，做成丸子，如綠豆大。每服 7 丸，病甚者 9 丸，冷茶或冷水送下。用於痰喘（雨天便發，坐臥不安，飲食不進）。

【偏方 2】用生大戟 3 克、蕎麥麵 9 克，加水做餅炙熟為末，空腹服，茶送下。以大小便通暢為度。用於治療水腫氣喘。

【偏方 3】冰糖 120 克搗碎，同 120 克白蜜蒸熟，黑芝麻 250 克，生薑 120 克，搗汁去渣。其汁與白蜜冰糖用瓷瓶收貯，早晚服一茶匙。

【偏方 4】柚子 1 枚取皮，削去內層白髓，切碎放於有蓋碗中。加適量飴糖或蜂蜜，隔水蒸至料熟，每日早晚各 1 匙，加少許黃酒內服。

嘔　吐

【偏方 1】半夏 7.5 克，生薑汁 15 毫升。上二味，以水 300 毫升，煮半夏取 200 毫升，納生薑汁，煮取 150 毫升，小冷。分四服，日三夜一服。治患者胸中似喘不喘，似嘔不嘔，似噦不噦，心中憒憒然無奈者。

【偏方 2】以枇杷葉、麥冬、製半夏、竹茹加水同煎服，每日 1 劑，可用於治療胃熱嘔吐。

【偏方 3】用白粱米汁 20 毫升、薑汁 10 毫升，和勻服下。治療胃虛嘔吐。

【偏方 4】煨生薑，綿裏納下部中，冷即易之。用於腹滿嘔吐不能進食者。

胃、十二指腸潰瘍

【偏方】鮮生薑 60 克，洗淨切碎，加水 300 毫升，煎 30 分鐘。每日 3 次，兩日服完。

腹　瀉

【偏方 1】龍眼乾加蓮子、生薑加半夏共燉爛，分 1 次服用，每日一劑，連服 5~7 日。治療脾虛久瀉。

【偏方 2】鮮黃荊葉、鮮樟樹嫩芽、鮮算盤子葉加水煎服，可用於治療風寒洩瀉。

【偏方 3】將玉米軸 500 克、石榴皮 200 克打碎，文火焙焦，研細末，每次 9 克，淡鹽水送服，日服 3 次。用於治療久瀉不止。

消化不良

【偏方 1】將雞內金烘乾，研細末，每次 3 克，溫開水送服，每日 2 次。連服 5~7 日。

【偏方 2】山楂、陳皮以水煎服，分 2~3 次服用，可用於治療食滯不化、肉積、乳食不消。

【偏方 3】枳殼、雞內金加水煎煮 2 次，分 2 次飯前服。用於治療胃腸無力性消化不良。

【偏方 4】用神麴 180 克、麥蘗（炒）90 克、乾薑（炮）120 克、烏梅肉（焙）120 克，共研為末，加蜜調成丸子，如梧子大。每次服 50 丸。米湯送下，每日服 3 次。用於治療胸膈痞悶，腹脅膨脹，消化不良，食減貪睡。

痢 疾

【偏方 1】用糯穀炒出白花，去殼，以薑汁拌濕，再炒為末。每服一匙，開水送下。三服即可止痢。

【偏方 2】每服蕎麥麵 6 克，砂糖水調下。

【偏方 3】生薑 120 克，白朮 60 克，草果仁 30 克。水五大碗，煎至兩碗，未發時早飲。治時行寒瘧。

【偏方 4】治普通瀉痢，用白麵 500 克，炒焦黃，每天空腹服一兩匙，溫水送下。或者用白扁豆花焙，擇取潔淨的，勿以水洗，只以滾水燙過後，即和豬脊肉 1 條、蔥 1 根、胡椒 7 粒，加醬汁一起拌勻，將燙花的水和麵包成小餛飩，炙熟食下。也可以用小豆 10 毫升、熔蠟 90 克，一次服下，有效。

【偏方 5】用豆豉、大蒜等成分，搗成丸子，如梧子大。每服 30 丸鹽湯送下。治療血痢不止。

【偏方 6】用大豆 500 毫升（炒過）、白朮 15 克，共研為末。每服 9 克，米湯送下。用於水痢不止。

【偏方 7】用鮮生薑 50 克，紅糖 30 克，共搗為糊狀，每日 3 次分服，7 日為一療程。治療急性細菌性痢疾。

便　血

【偏方 1】用黑豆 100 毫升，炒焦，研為末，熱酒淋過，去豆飲酒，極效。用於治療男子便血。

【偏方 2】用黑豆在皂角湯中微浸，炒熟去皮，研為末，加煉豬油做成丸子，如梧子大。每服 30 丸，陳米湯送下。可用於一切便血。

小 便 異 常

【偏方 1】用小豆葉 500 克，在豉汁中煮成湯吃下。用於治療小便頻數。

【偏方 2】用陳大麥稭煎濃汁一次服。用於治療小便不通。

【偏方 3】尿血者，用麥麩炒香，以肥豬肉蘸食。或取芹菜洗淨，切碎，搗爛取汁，燉熱，每次服 60 克，每日 3 次。忌食辣物。

【偏方 4】用車前子 50 毫升，棉裹煮汁，加青粱米 40 毫升做成粥飲用，治療血淋。

腰 痛 虛 寒

【偏方】用糯米 200 毫升，炒熱裝袋中，拴靠在腰痛處。另以八角茴香研酒內服。

身 面 水 腫

【偏方 1】用黑豆 100 毫升，加水 500 毫升煮成 300

毫升，再加酒 500 毫升，又煮成 300 毫升，分 3 次溫服。
不癒再服。

【偏方 2】用黑豆煮至皮乾，研為末。每次服 72 克，
米湯送下。

風濕痺痛

【偏方】生薑汁和黃明膠熬貼。

腰肩疼痛

【偏方】先在熱薑水裡加少許鹽和醋，然後用毛巾浸
水擰乾，敷於患處，反覆數次。此法能使肌肉由張變弛，
同時舒筋活血，可大大緩解疼痛。

汗症

【偏方 1】用豆豉 100 毫升，微炒香，放清酒 300 毫
升中泡 3 日，取汁服（冷熱均可）。如無效，可多服幾
劑。或者用柏子仁 9 克，糯稻根、浮小麥各 15 克，紅棗
5 個，水煎服，每日一劑，用於治療盜汗不止。

【偏方 2】用小麥麩、牡蠣等分為末，加豬肉汁調服
70 克。每日服 2 次。治療產後虛汗。

【偏方 3】用糯米、小麥麩同炒，研為末。每服 100
克，米湯送下；或煮豬肉蘸末食。治療自汗不止。

糖尿病

【偏方 1】取芹菜 500 克洗淨、切碎、搗爛，煮沸後

加黑糖調服。

【偏方 2】用薏苡仁煮粥吃，治消渴。

【偏方 3】用綠豆煮粥吃。

【偏方 4】取稻稈中心燒灰，每以開水泡灰 10 毫升，澄清後飲下。對治療糖尿病口渴多飲效果較好。

帶下症

【偏方 1】用糙糯米、花椒等分，炒為末，加醋、糊成丸子如梧子大。每服 30~40 丸，飯前服，醋湯送下。用於白帶量多的治療。

【偏方 2】赤白帶下，用蕎麥炒焦為末，加雞蛋白和成丸子，如梧子大。每服 50 丸，鹽湯送下。每日服 3 次。或者用白扁豆炒為末，每服 72 克，米湯送下。

腸痔下血

【偏方 1】用小豆 300 毫升、苦酒 500 毫升，煮熟曬乾，再浸至酒盡乃止，然後研豆為末。每服 36 克，酒送下。每日服 3 次。

【偏方 2】用稻稈燒灰淋汁，熱浸洗 3~5 次，可癒。

疣痣

【偏方 1】用陳年麥粉，久炒成黃黑色，冷定後，研為末，加陳醋調成糊，熬如黑漆，收存瓷罐中。同時攤紙上，剪孔貼患處，疼痛漸消，腫毒亦消。

【偏方 2】麥稈燒灰，加入去疣痣、蝕惡肉的藥膏中。

【偏方 3】手足生疣，用白粱米粉炒紅，和唾液塗搽。

背癰

【偏方 1】用香豉 300 毫升，加少量水搗成泥，按照腫處大小作餅，厚約 0.6 公分，鋪瘡上，留孔，以艾火烘灸。勿令肉破，每日兩次。

【偏方 2】用蕎麥麵、硫黃各 70 克，共研為末，加水做成餅，曬乾收存，每取一餅磨水敷瘡。

腳臭

【偏方】將腳浸於熱薑水中，浸泡時加點鹽和醋，浸泡 15 分鐘左右，抹乾，加點爽身粉，臭味便可消除。

醉酒

【偏方 1】用熱薑水代茶飲用，可加速血液流通，消化體內酒精。還可在熱薑水裡加適量蜜糖，讓身體直接吸收，以緩解或消除酒醉。

【偏方 2】麥苗一把煎湯，消酒毒，解時疾狂熱，退胸膈熱，利小腸。

氣虛

【偏方】母雞 1 隻，粳米 100 克，將雞剖洗乾淨，濃煎雞汁，以原汁雞湯分次同粳米煮粥，先用旺火煮沸，再改用文火煮至粥稠即可。

每日早晚餐，溫熱服食。

老年痴呆

【偏方】大蒜 1 頭，搗爛；炒芝麻 180 克，蜂蜜 180 毫升，與蒜泥混合，放置冷暗處 1 個月以上。每次取半茶匙，用 90 毫升熱水沖服，每日 1 次，不能超過 2 次。可增強記憶力。

花 眼

【偏方 1】韭菜 150 克，羊肝 200 克，大米 100 克。韭菜洗淨切碎，羊肝切小塊，與大米同煮成粥即可。每日服用適量。

【偏方 2】胡蘿蔔 50 克，小米 50 克。將胡蘿蔔洗淨切絲，與小米同煮粥即可。每日 1 次，連服 2 週。

習 慣 性 便 秘

【偏方 1】芝麻、松子仁、胡桃仁、桃仁（去皮、尖，炒）、甜杏仁各 10 克，粳米 200 克，將五仁混合碾碎，入粳米共煮稀粥。食用時，加白糖適量，每日早晚服用。

【偏方 2】柏子仁 10～15 克，粳米 50～100 克，蜂蜜適量，先將柏子仁去盡皮、殼、雜質，搗爛，同粳米煮粥，待粥將熟時，加入蜂蜜，稍煮一二沸即可。每日服 2 次，2～3 日為一個療程。

慢 性 氣 管 炎

【偏方 1】白果仁、甜杏仁各 1 份，胡桃仁、花生仁

各 2 份，雞蛋 1 個，將以上四味食物共研成末，每次取 20 克，加雞蛋 1 個煮一小碗。清晨空腹食，連用半年。

【偏方 2】冬蟲夏草 10～15 克，鮮胎盤 1 個，將冬蟲夏草與胎盤加水置瓦盅中，隔水燉熟，吃胎盤喝湯。每週 1 次，一般 1～2 次可見效。

【偏方 3】將女貞子於冬至一日九蒸九曬，生地洗淨曬乾，仙靈脾去皮毛，綠豆洗淨曬乾，將上述藥物裝入布袋內，紮緊，備用。將瓷壇裝燒酒，再放入藥袋。嚴密封口，浸製 1 日即成。早晚各服 1 次，根據酒量酌飲，但每次不得超過 30 克。

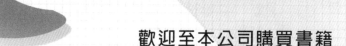

歡迎至本公司購買書籍

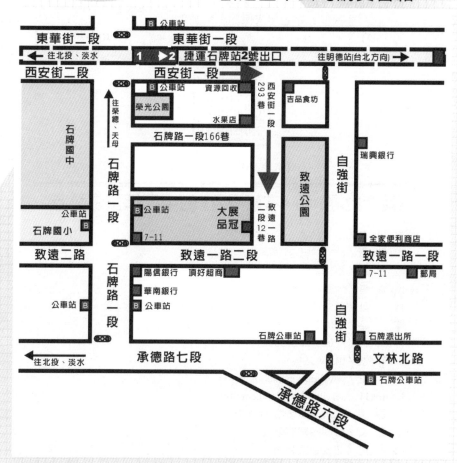

建議路線

1.搭乘捷運・公車

　　淡水線石牌站下車，由石牌捷運站２號出口出站(出站後靠右邊)，沿著捷運高架往台北方向走(往明德站方向)，其街名為西安街，約走100公尺(勿超過紅綠燈)，由西安街一段293巷進來(巷口有一公車站牌，站名為自強街口)，本公司位於致遠公園對面。搭公車者請於石牌站(石牌派出所)下車，走進自強街，遇致遠路口左轉，右手邊第一條巷子即為本社位置。

2.自行開車或騎車

　　由承德路接石牌路，看到陽信銀行右轉，此條即為致遠一路二段，在遇到自強街(紅綠燈)前的巷子(致遠公園)左轉，即可看到本公司招牌。

國家圖書館出版品預行編目資料

《黃帝內經》和《本草綱目》的中老年養生秘方 / 張大寧主編
——初版，——臺北市，大展，2015 [民 104.12]
面；21公分—（中醫保健站：69）
ISBN 978-986-346-095-4（平裝）
1. 中醫 2. 中老年人保健 3. 養生
413.21 104020584

《黃帝內經》和《本草綱目》的中老年養生秘方

主 編 者 / 張 大 寧
責任編輯 / 黃　軒
發 行 人 / 蔡 森 明
出 版 者 / 大展出版社有限公司
社　　址 / 臺北市北投區（石牌）致遠一路 2 段 12 巷 1 號
電　　話 / （02）28236031，28236033，28233123
傳　　真 / （02）28272069
郵政劃撥 / 01669551
網　　址 / www.dah-jaan.com.tw
E - m a i l / service@dah-jann.com.tw
登 記 證 / 局版臺業字第 2171 號
承 印 者 / 傳興印刷有限公司
裝　　訂 / 眾友企業公司
排 版 者 / 菩薩蠻數位文化有限公司
授 權 者 / 安徽科學技術出版社
初版 1 刷 / 2015 年（民 104 年）12 月

定價 / 280元

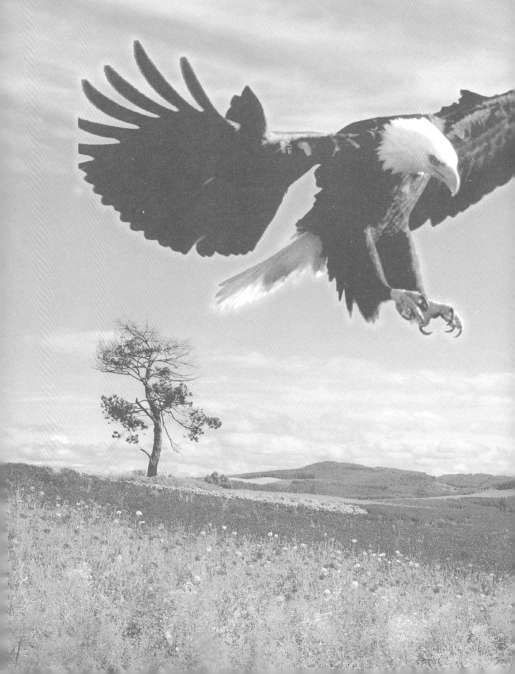

大展好書　好書大展
品嚐好書　冠群可期